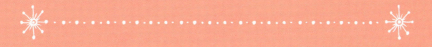

DVDつき

サントーシマ香の
やさしい
ムーンサイクルヨガ

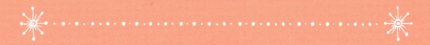

はじめに

　月経のリズムやライフサイクル、また社会的な役割などによって、つねに変化にさらされる女性の心と体。ヨガ発祥の地インドにおいて月は女性のシンボルとされますが、変化しつづける月はまさに、そんな女性の身体的・精神的リズムを象徴しているように思われます。

　文明が発達した現代は便利な反面、女性が活躍する場も増えたぶん、がんばりすぎて緊張をためこんだり、無意識のうちにストレスを抑圧している人が多いもの。すると女性ホルモンのバランスが乱れてデリケートな子宮が影響を受け、さまざまなトラブルを引き起こすのです。

　そんな現代女性が自分自身の本質に戻ってスローダウンし、体本来が持つ自然な流れや調和へと導くのがムーンサイクルヨガ。私自身も、この力に助けられたひとりです。私を導いてくれた師は「自分が練習するヨガを伝えなさい」と教えてくれました。ヨガやアーユルヴェーダを学んで得たさまざまな知識をこの本でお届けする中から「女性の体を生きる祝福」を感じていただけたら、とてもうれしく思います。

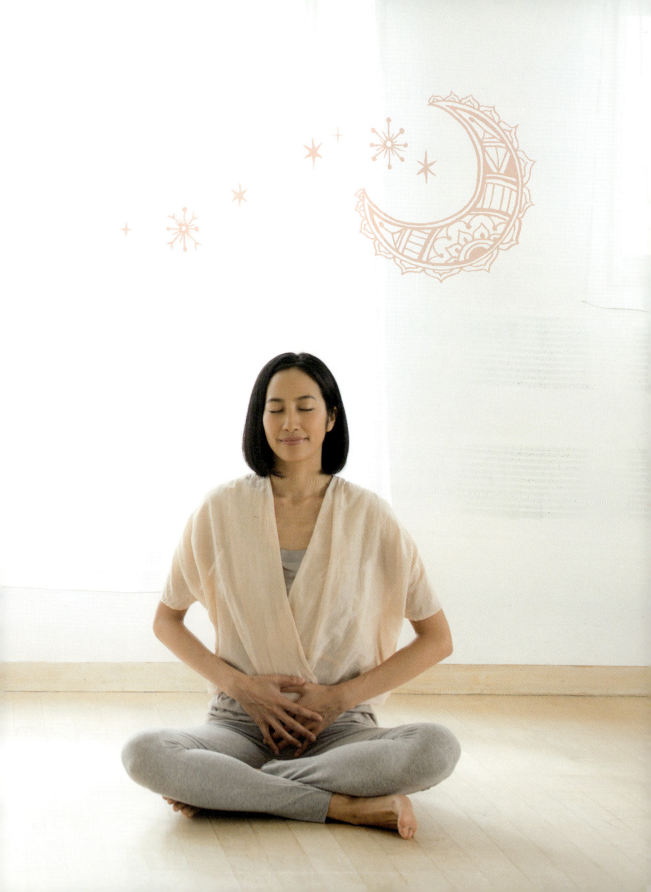

DVDつき
サントーシマ香の
やさしいムーンサイクルヨガ

CONTENTS

はじめに 2

ムーンサイクルヨガが
現代女性におすすめな **3**つの理由 8

ムーンサイクルヨガを
手軽に続けるための **3**つの方法 14

DVDの使い方 16

ムーンサイクルヨガの基礎知識
・女性ホルモンのバランスと周期 10
・月の満ち欠けと生命のリズム 12

ムーンサイクルヨガが効くポイント
・ゆらぎやすい心と体を整える 18
・心と体をときほぐすポーズ 20
・つなぎのリラックスポーズ 22

ウォーミングアップや単独での練習にも
骨盤呼吸 24

**アーユルヴェーダの
エネルギーとバランス** 26

Part1　月経期 Moon Time Program

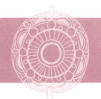

月経期の過ごしかた 30

1 安楽座で行うウォームアップ 33
2 スクワットの連続ポーズ 35
3 うつぶせのワニのポーズ 36
4 うつぶせの合せきのポーズ 37
5 頭をひざにつけるポーズ 38
6 椅子を使った開脚前屈のポーズ 40
7 あおむけの合せきのポーズ 41

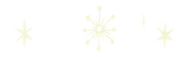

Part2 黄体期（月経前） Restorative Program

黄体期（月経前）の過ごしかた　44

- 1　骨盤呼吸　47
- 2　全身を大きく伸ばすポーズ　47
- 3　橋のポーズのフロー　48
- 4　ゆりかごのポーズ　50
- 5　足を大きく伸ばすポーズ　51
- 6　花輪のポーズからの前屈　53
- 7　わしのポーズで行う肩＆首のリリース　54
- 8　椅子を使った肩立ちのポーズ　57
- 9　椅子に足をかけるポーズ　59

Part3 卵胞期（月経後） Active Time Program

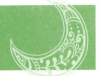

卵胞期（月経後）の過ごしかた　62

- 1　骨盤呼吸　65
- 2　子犬のポーズ　65
- 3　ひざ立ちの三日月のポーズ　66
- 4　猫のポーズ　68
- 5　山のポーズ　69
- 6　ひざ立ちで始まる猫と山のフロー　70
- 7　ゆらゆらランジ⇒ねじったヤモリのポーズ　72
- 8　サポートされた鳩のポーズ　75
- 9　うつぶせのワニのポーズ　77
- 10　バッタのポーズ　78
- 11　うつぶせの合せきのポーズ　80
- 12　弓のポーズ　81
- 13　椅子を使った開脚前屈のポーズ　83

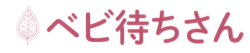

ベビ待ちさん

ベビ待ちさんへのアドバイス 94

Ⓐ 骨盤呼吸 95 ▶ Ⓑ 全身を大きく伸ばすポーズ 96 ▶
Ⓒ 橋のポーズのフロー 96 ▶ Ⓓ ひし形のポーズ 98 ▶
Ⓔ 針穴のポーズ 99 ▶ Ⓕ お尻を持ち上げるポーズ 100 ▶
Ⓖ 花輪のポーズからの前屈 100 ▶ Ⓗ うすひきのポーズ 101 ▶
Ⓘ 椅子を使った開脚前屈のポーズ 102 ▶ Ⓙ あおむけの合せきのポーズ 103

PMS・生理不順

PMS・生理不順でお悩みの方へのアドバイス 104

Ⓐ 猫のポーズ 105 ▶ Ⓑ 子犬のポーズ 106 ▶
Ⓒ うつぶせのワニのポーズ 106 ▶ Ⓓ サポートされた鳩のポーズ 107 ▶
Ⓔ うつぶせの合せきのポーズ 108 ▶ Ⓕ 片足を伸ばした座位のフロー 108 ▶
Ⓖ 片鼻式呼吸 111

🍃 更年期

更年期症状でお悩みの方へのアドバイス　112

- Ⓐ わしのポーズで行う肩＆首のリリース　113 ▶
- Ⓑ 橋のポーズのフロー　116 ▶
- Ⓒ お尻を持ち上げるポーズ　117 ▶
- Ⓓ ひし形のポーズ　118 ▶
- Ⓔ ゆりかごのポーズ　119 ▶
- Ⓕ 勾玉のポーズ　120 ▶
- Ⓖ 頭をひざにつけるポーズ　120 ▶
- Ⓗ 椅子を使った肩立ちのポーズ　122 ▶
- Ⓘ 椅子に足をかけるポーズ　124 ▶
- Ⓙ シータリー呼吸　124

女性の体のリズムに合わせた
アーユルヴェーダの食事法　84

アーユルヴェーダと食の知恵

ヴァータが支配する月経期　………　86
ピッタが支配する黄体期　………　88
カファが支配する卵胞期　………　90

Moon Cycle Column

❶ ムーンサイクルヨガの
素朴な疑問にお答えします　……………　28

❷ 忙しい現代の女性がおちいりがちな
エネルギーバランスの乱れ。
自然と調和する生活を心がけて　………　42

❸ パソコン・スマホの使いすぎによる
トラブルから身を守るための
アーユルヴェーダの知恵と工夫　………　60

❹ ライフサイクルとともに移りゆく
エネルギー＝ドーシャに合わせて
人生を幸せに生きる方法　…………………　92

ムーンサイクルヨガが

理由 1

女性のリズムに合わせた本格ヨガレッスンを再現

月のリズムに合わせて選ぶプログラム

月のサイクルに影響される女性の心と体は、ゆらぎやすくデリケート。実際のクラスで練習するポーズをプログラミングした本書では、そのときどきのコンディションにベストなプログラムが選べます。

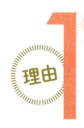

この時期の体にやさしく安心なスクワットの連続ポーズ（P35）は、経血の排出を促進。

足を大きく伸ばすポーズ（P51）は手ぬぐいを使ったストレッチで下半身のめぐりを改善。

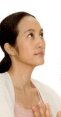

Part1
浄化の力を高める
月経期プログラム
Moon Time Program

Part2
回復を促進する
黄体期（月経前）プログラム
Restorative Program

Part3
安定に導く
卵胞期（月経後）プログラム
Active Time Program

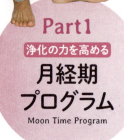

股関節をほぐし、骨盤域の血流UP。ゆらゆらランジ⇒ねじったヤモリのポーズ（P72）。

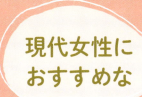

現代女性におすすめな 3つの理由

理由 2 誰でも簡単に続けられる おだやかな癒しのポーズ

骨盤域の血流を促し深いリラックスに導く

本書でご紹介するポーズではどれも、無理にがんばる必要はありません。心地よいポーズこそがストレスや緊張でこわばった心と体をときほぐし、深いリラクゼーションを体験できるのです。

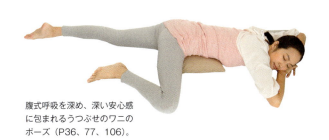

腹式呼吸を深め、深い安心感に包まれるうつぶせのワニのポーズ（P36、77、106）。

理由 3 女性特有のお悩みにもピンポイントにアプローチ

ライフサイクルに合わせて選べる特別プログラム

人生のステージによって体調やお悩みも変われば、必要なヨガもまた変わるもの。そのときどきの心と体に寄り添うプログラムで、心と体のストレスをとり除きましょう。

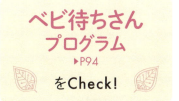

ベビ待ちさんプログラム
▶P94
をCheck!

PMS・生理不順プログラム
▶P104
をCheck!

更年期プログラム
▶P112
をCheck!

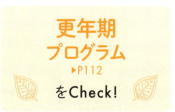

> ムーンサイクル
> ヨガの
> 基礎知識①

女性ホルモンのバランスと周期

月経周期と「卵胞ホルモン」「黄体ホルモン」のバランス

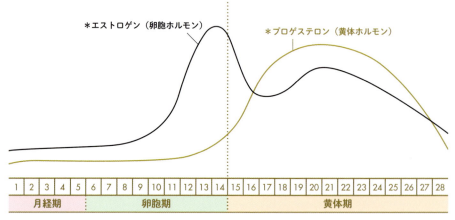

女性ホルモンには2種類あり、生理後～排卵までに活発に分泌されるのがエストロゲン（卵胞ホルモン）。一方のプロゲステロン（黄体ホルモン）は、排卵～生理までの間に分泌され、いずれも間脳からの指令で放出と抑制の微細なバランスを保ちながら、生理前になると急激に減少する。

女性ホルモンの分泌量が最も少なく血行が悪化して体温・免疫力も低下

　子宮の内側にある粘膜の子宮内膜は、受精卵を着床させるベッドのような役割を果たしています。子宮内膜は毎月、妊娠に向けて厚くなり、妊娠が成立しなかった場合にはがれ落ちて、経血として排出されるのが月経のメカニズムです。月経時は女性ホルモンの分泌量が最も少なくなり、体温や免疫力、また消化能力も低下しがちなため、無理をすることは避け、ゆっくりと「休養」モードで過ごしたいものです。

▶くわしくはP30もCheck!

月経期

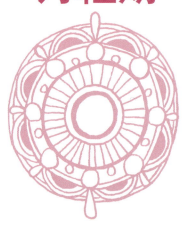

卵巣から分泌される女性ホルモンは、外的な環境の変化などに対応しながら、脳によってつねに放出と抑制のバランスをコントロールされています。その働きをになう脳の視床下部と脳下垂体は、自律神経をつかさどるセンターでもあり、感情やストレスによって強い影響を受けることもわかっています。ここではまず、女性のムーンサイクルとホルモンの分泌によってゆらぎがちな、心身の変化について知っておきましょう。

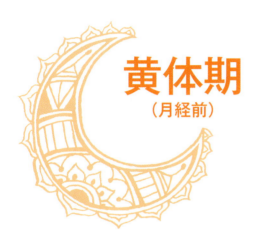

女性ホルモンの激しい変動によって心身に不調があらわれる場合も

黄体期（月経前）

　排卵後から数日たつと、プロゲステロン（黄体ホルモン）の分泌が盛んになり、子宮内膜が変質して受精卵が着床しやすい環境づくりをすすめます。エストロゲンも一度、下降したあと、再び増加するなど、ホルモンの変動が激しい時期のため、心身に不調を感じる人も。この時期は体温がやや高くなり、成立するかもしれない妊娠に備えて体が「休む・蓄える」モードに入るため、スローダウンして過ごすことがキーポイントになります。

▶くわしくはP44もCheck!

エストロゲンの分泌量が増加して体も心も調子が上向きに安定

卵胞期（月経後）

　エストロゲン（卵胞ホルモン）は卵巣内で育つ卵胞から分泌され、月経中から増加が始まります。さらに卵胞期に入るとその分泌がさらに盛んになり、ピークを迎えて排卵がやってくるのです。エストロゲンには、妊娠に備えて子宮内膜を肥大させるほか、肌や髪にうるおいやハリを与えるなど、女性らしい体をつくる働きが。カルシウムを骨にたくわえる作用も高まり、心も前向きに安定するため、「活動」モードにスイッチが入りやすい時期です。

▶くわしくはP62もCheck!

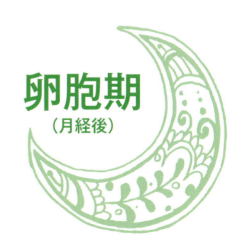

> ムーンサイクル
> ヨガの
> 基礎知識②

月の満ち欠けと生命のリズム

月のサイクルと密接にかかわる自然界のさまざまな周期と作用

　人間は古くから、自然のさまざまなリズムと調和して暮らしてきました。なかでも、一定の周期で位相を変化させる月の力は、潮の満ち引きや植物の生育、また動物の生殖活動などにも大きな影響を与えることで知られています。

　それは、同じ生物である人間にとっても例外ではありません。特に女性は29.5日という月齢が生理周期とほぼ同様であることからも、月と深いかかわりを持っています。ここでは研究や古来の伝承により伝わる月のサイクルと自然との関係から、心や体に及ぼす作用を見ていきましょう。

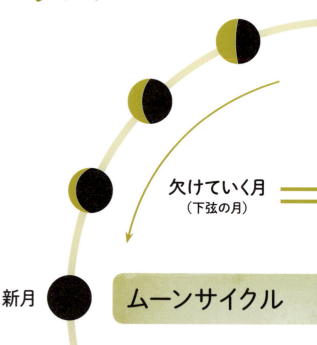

欠けていく月
（下弦の月）

新月

ムーンサイクル

満ちていく月
（上弦の月）

新月

「浄化」や「解毒」の力がピークに達し新しいスタートを切るには最適な時期

　新月と満月で海が大潮となるように、地球の表面と同じく約70％を占める人体の水分も月の引力による影響を受けるといわれ（＝バイオタイド理論）、多くの研究でも、新月と満月に月経が多いことが統計的に知られます。月の引力が強まる新月は、これまで蓄積されてきた毒素や老廃物を排出する「浄化」や「解毒」の力がもっとも高まる時期。何か新しいことを始めたり、喫煙や暴飲暴食などの悪習を断ち切って、新しいサイクルの一歩を踏み出すにも最適なタイミングといわれています。

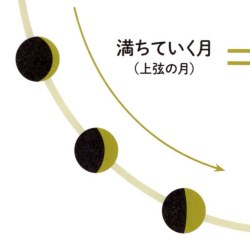

欠けていく月（下弦の月）

「発汗」「発散」などの力が高まり
不要なものを整理するのに適した時期

満月から新月にかけては、月のエネルギーが減退し、乾き、失われていく時期。ただし、それはネガティブなものではなく、いわば「成熟」を意味するもの。それまでの経験を、将来に向けて整理していく過程でもあるのです。この時期は「解毒」や「洗浄」「発汗」「発散」などの力が高まり、その作用は新月でピークを迎えます。考えをじっくり深めたり、不要なものをそぎ落とすのに適した時期でもあるため、デトックスやメディテーションなどの効果もより期待できるでしょう。

＝ 解毒力が高まる

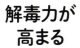 と自然の働き　　満月

＝ 吸収力が高まる

満ちていく月（上弦の月）

「補給」や「発展」の働きで吸収力が高まり
エネルギーがたくわえられる時期

月が新しいサイクルで成長を続けるときは「補給」や「摂取」「発展」などの時期。体の吸収力が高まってエネルギーがたくわえられ、その力は満月で最高潮に達します。栄養素も吸収されやすく、さまざまな欠乏症を治したり、体づくりの効果もアップ。また「保護」「休養」を促す力も働くため、ゆらぎがちな心と体のバランスを整えるのにも適した時期です。ふだんの食生活ではとりにくいビタミン・ミネラルなどが豊富な食事を心がけ、体に栄養素をたっぷりチャージしてあげましょう。

ムーンサイクルヨガを

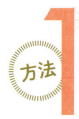

方法1 月のサイクルに合わせたプログラムを選びます

月経がある人は、そのサイクルに合わせたプログラムをセレクト。あまり神経質になりすぎず、月経周期がずれたり、期間の変わり目がわからないときなどは、直観にしたがってやりたいプログラムを選んでもOKです。また、月経がない場合や周期がバラバラな人の場合は、月の満ち欠けによるタイミングを基準に、下の図を参考にして選びましょう（月の満ち欠けは、インターネットで「月齢」などのキーワードを検索すれば、簡単に調べることができます）。

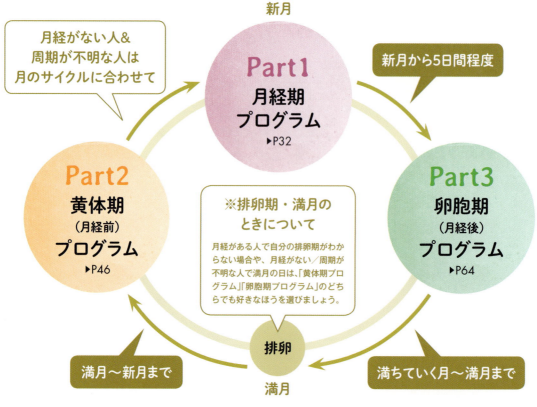

※月経周期には個人差があるため月経期＝新月期である必要はなく、たとえば満月のときに「月経期プログラム」を行っても問題はありません。

手軽に続けるための 3つの方法

方法2 おすすめポーズを選べば時間がないときでもOK

プログラムからポーズを選ぶ方法

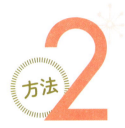

時間がないときは「おすすめポーズ」を優先し、それ以外は好みで追加すれば、時間に合わせてプログラムの長短が調節できます。DVDでは「All PLAY」を再生し、行わないポーズはチャプターボタンでスキップすればOK。

方法①　最初のプログラム一覧でおすすめポーズをCheck

それぞれのプログラムでは、最初のページでおすすめポーズがわかります。

方法②　ポーズの説明ページでおすすめマークをCheck

各ポーズの説明の中では、ポーズ名の上にあるマークで「おすすめ」がチェックできます。

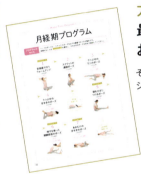

方法3 お悩み対策プログラムは好きなタイミングで実行

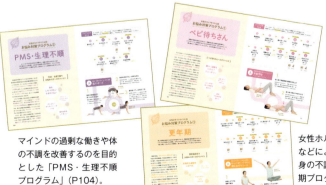

マインドの過剰な働きや体の不調を改善するのを目的とした「PMS・生理不順プログラム」（P104）。

骨盤域の血流を増やし、リラクゼーションを促進する「ベビ待ちさんプログラム」（P94）。

女性ホルモンの急激な低下などによってあらわれる心身の不調をしずめる「更年期プログラム」（P112）。

自分のお悩みが気になるときに

これらのプログラムは、気になる悩みがあるときがやりどきです。もちろん、Part1〜3と並行してもOK。いつものプログラムに飽きたときの気分転換にもおすすめ。

15

サントーシマ香の
やさしいムーンサイクルヨガ
DVDの使い方

まずはここからスタート
メインメニュー画面

プレイヤーにDVDをセットすると、まず最初に利用規約などの説明の文字が流れます。その後、または途中からでもメニューボタンを押せば、下にある最初のメニュー画面があらわれます。

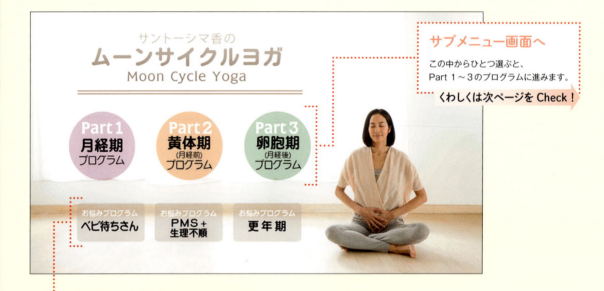

サブメニュー画面へ
この中からひとつ選ぶと、Part 1〜3のプログラムに進みます。
くわしくは次ページを Check！

お悩み対策プログラムへ
ここを選ぶとすぐにプログラムが始まり、最後まで連続再生されます。おすすめポーズ以外をスキップしたい場合は、プレイヤーのチャプターボタンで次のポーズに進んでください。

ベビ待ちさんプログラム ▶P94
PMS・生理不順プログラム ▶P104
更年期プログラム ▶P112

ドルビーは、ドルビー研究所の登録商標です

片面一層ディスク　サウンド・日本語
言語・日本語　複製不可
収録時間　79分　COLOR
無断公開不可・レンタル禁止

【ご使用前にお読みください】このDVD-Videoは、私的視聴に限って販売されています。著作権者に無断で複製、改変、放送（有線、無線）、インターネット等による公衆送信、上映、レンタル（有償、無償を問わず）することは、法律によって禁止されています。
【ご注意】■このDVD-Videoは、DVD規格に準じて制作されています。必ずDVD-Video対応のプレイヤーで再生してください。DVDドライブつきPCやゲーム機などの一部の機種では再生できない場合があります。すべてのDVD機器での再生を保証するものではありません。■DVD-Videoは、映像と音声を高密度に記録したディスクです。再生上のくわしい操作については、

DVDの動作に対するお問い合わせ
DVDサポートセンター　📞**0120-93-7068**
土・日・祝日を除く　10:00〜17:00

ムーンサイクルで選ぶ サブメニュー画面

月経周期、または月のサイクルに合わせてプログラムを選びます（選び方はP14を参考にしてください）。メインメニューから進むと、以下のサブメニュー画面があらわれます。

Part1 月経期プログラム ▶P32

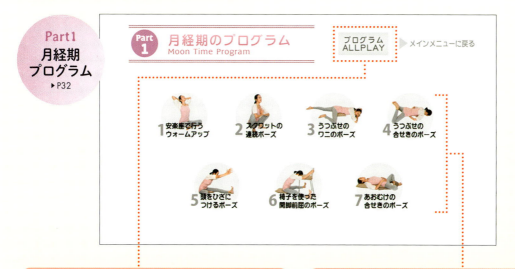

プログラムを通しで行う場合

「プログラム ALL PLAY」を選ぶと、最後まで通しで連続再生されます。おすすめポーズ以外をスキップしたい場合は、プレーヤーのチャプターボタンを使って次のポーズに進んでください。

ポーズをひとつだけ見る場合

一覧のポーズ名から選ぶと、そのポーズがひとつだけ再生され、終わるとサブメニュー画面に戻ります。ポーズのやり方を確認したり、ポーズをひとつだけ練習したいときにも便利です。

Part2 黄体期（月経前）プログラム ▶P46

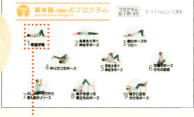

Part3 卵胞期（月経後）プログラム ▶P64

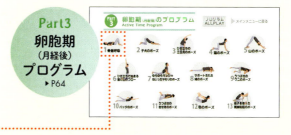

骨盤呼吸 ▶P24 だけを練習する場合

Part 2またはPart 3のメニューから「1 骨盤呼吸」をセレクトしてください。再生されたあとは、それぞれのサブメニュー画面に戻ります。

ご使用になるプレイヤーの取り扱い説明書をごらんください。■ディスクの両面とも、指紋、汚れ、傷等をつけないようお取り扱いください。ディスクが汚れたときは、メガネふきのようなやわらかい布で内周から外周に向かって、放射状に軽くふきとり、レコード用クリーナーや溶剤などは、ご使用にならないでください。■特にディスクを出し入れする際に、読み取り面に封入テープのノリが付着しないようご注意ください。■ひび割れや変形、また、接着剤などで補修したディスクは危険ですし、プレイヤーの故障の原因にもなります。ご使用にならないでください。【保管上のご注意】■直射日光の当たる場所や高温多湿の場所には保管しないでください。ご使用後は、必ずプレイヤーからとり出し、ケースに入れて保管してください。【視聴の際のご注意】■このDVD-Videoを視聴する際には、明るい部屋で、なるべく画面より離れてごらんください。長時間つづけてのご視聴は避け、適度に休息をとるようにしてください。【図書館の方へ】■このDVDは映像などの著作物を含むため、館外への貸し出しはお断りします。

ムーンサイクル
ヨガが
効くポイント①

ゆらぎやすい心と体を

ホルモンバランスを 整える

体からの声を聞きにくい現代社会では、つい無理を重ねてしまう人が多いもの。ホルモンの分泌を指令する脳の視床下部と脳下垂体はストレスの影響を受けやすく、生命の維持に必要なストレスホルモンが優先して血中に流れ込むと、女性ホルモンのバランスを乱してしまうのです。ムーンサイクルヨガの目的のひとつは、そんな自分自身を本来の感覚へとスローダウンさせること。がんばりすぎる気持ちをほどき、心と体に調和をもたらします。

冷えを改善する

女性はそもそも男性にくらべて筋肉が少なく脂肪が多いため、熱を生み出す量も少なくなりがち。また夏でも冷えやすい環境、体温の調整機能をつかさどる自律神経の乱れなど、現代女性をとりまく冷えの原因はさまざまです。バランスを失った体のサイクルを自然な状態に戻すには、運動を通して適度な筋肉をつけ、滞った血流をスムーズに促進することが大切。内側から熱をつくって、逃げない体づくりを始めましょう。

深い リラクゼーション

ムーンサイクルヨガの特徴のひとつが「静的なポーズ」。それは、自分の心と体を体験し、意識化していくプロセスでもあります。おでこを休ませるポーズなどで「判断しない」心を保つことは、深い安らぎをもたらし、神経をおだやかに鎮静化。体への負担は最小限にストレス反応をとり除き、ストレスによって阻害される子宮・卵巣への血流を促進します。すべての女性にとって、それはとても大切な、かけがえのない時間となるでしょう。

骨盤域のめぐりを 改善する

婦人科系のトラブルで特に機能的な問題が考えにくい場合、骨盤内のうっ血（静脈血が局所に滞留した状態）をとり除くことで改善のケースが多いとされます。現代生活は、長時間座りっぱなし・立ちっぱなしの姿勢、体をしめつける服装、運動不足や冷えなどで、静脈血が骨盤内にとどこおりがち。ムーンサイクルヨガではそのめぐりを改善し、子宮動脈拍動指数（＝子宮を流れる血液の量）を増やすことも大きなねらいのひとつです。

整える

現代生活の中で、さまざまにゆらぎがちな女性の心と体。ムーンサイクルヨガは、その女性が本来持つ自然のシステムと調和を取り戻します。ここでは、その働きと効果を見ていきましょう。

ホメオスタシス（恒常性）を保つ

月経周期のほか、ライフステージの変化でもさまざまにゆらぎがちな女性の心と体を「中心」へ戻すように導くムーンサイクルヨガ。「気持ちいいところでポーズを保つ」「呼吸に意識を向ける」などで体の感覚とつながり、そのときの体やライフステージに起きたことをあるがままに尊重します。ゆらぎをコントロールするのではなく、心と体に寄り添うように、また生命の持つ自然な流れに身をまかせるように、バランスを整えていくのです。

骨粗しょう症の予防

若いうちに積み重ねた骨密度は20代なかば以降、少しずつ低下していくといわれます。さらに更年期以降は骨にカルシウムをたくわえる働きをするエストロゲンが急激に減少するため、骨密度はさらに低下。すると骨折が起こりやすくなり、高齢になるほど回復に時間がかかるようになってしまうのです。組織の萎縮や退化を防ぎ、骨と骨を積み重ねるようなポーズの練習で、骨密度を保つように心がけていきましょう。

骨盤底筋を整える

子宮などの内臓を下からハンモックのように支える骨盤底筋。これが衰えて萎縮すると、尿もれや臓器脱、腰痛などを招く要因になってしまいます。原因は加齢のほか、出産がきっかけになる場合も多く、こうした症状で人知れず悩む人は多いもの。ムーンサイクルヨガでは呼吸で横隔膜と骨盤底筋を連動させ、その流れに合わせて収縮と弛緩を意識することで、この重要なコアマッスルを整え、女性特有のトラブルを改善してくれるのです。

妊娠しやすい体をつくる

婦人科系の疾患や男性不妊などが原因の場合はその対策がまず必要ですが、子宮内を流れる血流を高める、深くリラックスして不妊治療の強いストレスをやわらげる、また瞑想や呼吸法などを通して精神的な余裕を持つなどはすべて、妊娠への助けになることが知られています。ヨガ哲学でいわれるのは「あるがままを受け入れる心」の大切さ。赤ちゃんが降りてきたくなるような居心地いい環境を、体の内側・外側から整えていきましょう。

ムーンサイクル
ヨガが
効くポイント② # 心と体をときほぐす

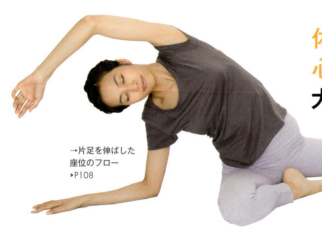

**体への負担が少なく
心身に調和をもたらす
大地に近いポーズ**

→片足を伸ばした
座位のフロー
▶P108

本書のポーズはすべて座り姿勢か寝る姿勢で行い、余分な体力を使うことがありません。アーユルヴェーダ的には、床に近い＝水や大地のエネルギーとの調和をもたらし、現代生活で乱れがちなバランスを整える効果も。

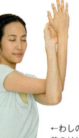

**目を閉じたポーズが
セラピー効果を高めて
体本来の感覚を呼び戻す**

←わしのポーズで行う肩&
首のリリース
▶P54、P113

バランスが必要なポーズ以外は、ふだん酷使しがちな目を閉じて行ってみましょう。視覚以外の五感の働きを高め、脳へ深い安らぎの感覚を与えます。空間の明かりも、間接照明などでトーンダウンするのがおすすめ。

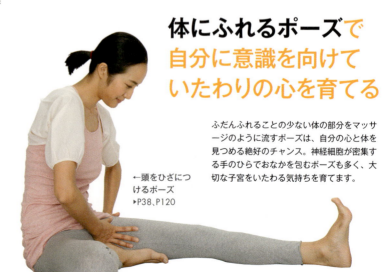

**体にふれるポーズで
自分に意識を向けて
いたわりの心を育てる**

←頭をひざにつ
けるポーズ
▶P38、P120

ふだんふれることの少ない体の部分をマッサージのように流すポーズは、自分の心と体を見つめる絶好のチャンス。神経細胞が密集する手のひらでおなかを包むポーズも多く、大切な子宮をいたわる気持ちを育てます。

ポーズ

体への負担は最小限に、自分をいたわりながら心と体へのさまざまな効果や気づきをもたらすムーンサイクルヨガ。本書のポーズに共通する、これらの代表的な特徴をご紹介します。

イメージの力で吸う息を受け取り 吐く息で内側からデトックス

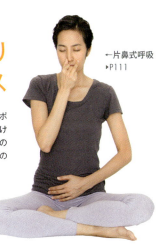

←片鼻式呼吸
▶P111

本書でご紹介する呼吸法をはじめ、多くのポーズでの呼吸は、体の内側へイメージを向けて行うのが特徴です。吸う息が背骨や骨盤の内側を通るのを意識し、吐く息で、心と体の不要なものを洗い流していきましょう。

→椅子を使った
肩立ちのポーズ
▶P57、P122

ムーンサイクルヨガでは、身近にある道具を使ってリラクゼーションを深めるポーズが多いのも特徴です。体にかかるストレスをとり除いたり、ポーズの効果を高めるサポートとして、その心地よさを味わってください。

道具によるサポートでリラックスした状態のポーズを長時間キープ

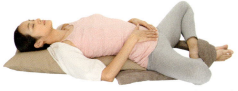

↑あおむけの合せきのポーズ
▶P41、P103

◆身近にあるアイテムを活用しましょう

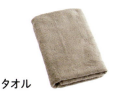

タオル
あおむけの合せきのポーズ（写真右上）で足を固定。長さのあるバスタオルがベスト。

手ぬぐい
足のストレッチや、手が届かないときの補助として。体がかたい人は特に重宝します。

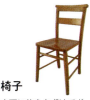

椅子
座面に体をあずけてポーズをキープ。どこの家庭にもある、一般的な高さのものでOK。

クッション
ポーズによっては2個必要なことも。家庭にあるものを利用して（写真は43×43㎝）。

21

ムーンサイクルヨガの効くポイント③ つなぎのリラックス

ポーズの合間やプログラムの最後に行って体への感覚を深めるリラクゼーションポーズです

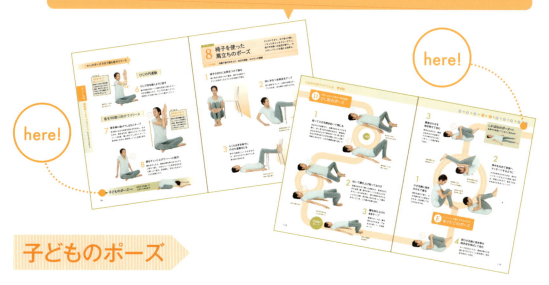

子どものポーズ

腹部への深い呼吸を促し、過敏になった神経を鎮静化。母親の胎内にいるような、安らぎの感覚を与えます。股関節を深く曲げるこのポーズをほどくと骨盤内へ血液が勢いよく流れ、内臓機能を高めておなかのガスを排出する働きも。また、脊椎の心地よい伸展が疲労感をやわらげ、座りっぱなしの姿勢をラクにするほか、腰痛の緩和にも効果あり。

やり方
つま先をそろえ、ひざをラクに開いて座り、両手を伸ばして上半身を床に休ませる。肩の力は抜き、頭の重さを大地にあずけて、呼吸にゆっくり意識を向けて深くリラックス。

POINT
骨盤のゆがみを整えるため つま先は左右対称にそろえて
足の親指の内側をそろえて、つま先を左右対称に。股関節まわりをゆるめながら、ゆがみ調整の効果を高めます。

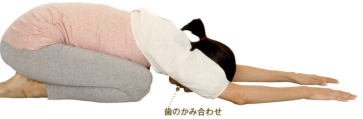

歯のかみ合わせもゆるめること

ポーズ

ムーンサイクルヨガの効果をさらに高めるのが、ポーズの間に組み込まれたリラックスポーズ。体の力を完全に抜いて神経を鎮静化させ、自分の内側にさまざまな「気づき」をもたらします。

しかばねのポーズ

やり方
あおむけの姿勢で手のひらを上に向け、指先まで力を抜く。足のつま先は、外に向けて軽く開いて。呼吸にゆっくり意識を向け、足首〜頭の重さまで全身を大地に休ませたら、あるがままの状態でリラックスを深めていく。
※腰に痛みがある人は、ひざを曲げて立てたあおむけの姿勢で休んでもOK。

POINT
パンケーキの生地を広げるように中心〜末端まで一気にリラックス
お玉ですくった生地をフライパンの真ん中に広げるように、中心から末端まで、全身の力を一気に抜きましょう。

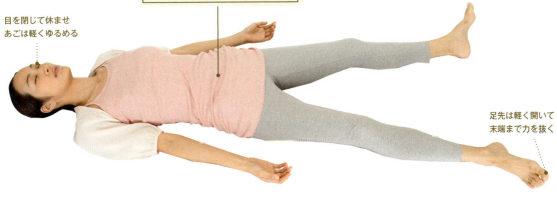

- 目を閉じて休ませ あごは軽くゆるめる
- 足先は軽く開いて末端まで力を抜く

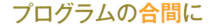

プログラムの合間に

プログラムの合間では、このポーズでいったん静止することによって、その前に行ったポーズの効果を浸透させる働きがあります。また、自分の身体感覚へと意識を深めることで、外部からの絶え間ない刺激でバラバラになりがちな心と体がひとつであると感じるはず。自分の内側に存在する、静けさへの「気づき」をもたらしてくれるのです。

プログラムの最後に

プログラムの最後に行うこのポーズは、特に慢性疲労症候群の改善や、質のいい睡眠にも効果的。全身をくつろがせて心をすっきりクリアに整え、無意識に蓄積した緊張を手放す練習にもなるでしょう。忙しい毎日を送る人には「静けさ」を味わう貴重な時間となり、また、あるがままの自分自身の大切さに気づかせてくれる、すばらしいポーズです。

骨盤呼吸

ウォーミングアップや
単独での練習にも

骨盤は、体の中心で上体と下肢を結ぶ「かなめ」となる部分です。ふだん意識しにくいこの骨盤域にフォーカスし、周辺とのつながりに気づきをもたらす骨盤呼吸は、骨盤域の最下層にある「骨盤底筋」から上へと順に圧をかけることで、骨盤域の血流が改善。組織を再生し、子宮や卵巣の働きをサポートすることが期待できるのです。

また、ストレスや緊張をともなう胸式呼吸から深い腹式呼吸へと切り替え、自律神経のバランスを整えて深いリラックスへ導きます。さらに加齢による骨盤底筋の萎縮、腹圧性尿失禁を改善したり、体幹部を強化して腰痛の予防にも。忙しい人ほどゆったりしたリズムを心がけ、気分転換などにもぜひ、気軽にとり入れてみましょう。

まずは
知っておきたい
骨盤の基礎知識

骨盤の下側から
子宮や卵巣などの内臓を
支える骨盤底筋

「骨盤底筋」とは尿道、会陰部・膣、肛門周辺をつなぐ一連の筋肉群。骨盤の底から子宮などの内臓をハンモックのように支える働きがあり、くしゃみやせきで収縮することからも、その存在を確認できるでしょう。

ムーンサイクルヨガの
ポーズに欠かせない
「骨盤底筋の引き上げ」

まず覚えたいのが、お尻の穴をすぼめ、膣もすぼめて引き上げる意識。肛門の少し手前を引きしめ、風船をふくらませて強く長く息を吐くように力を入れてみましょう。力づくではなく、繊細につまみ上げる感覚で。

女性特有のトラブルには
「骨盤内のうっ血」を
とり除くことが必要

女性ホルモンや酸素、栄養素を運び、老廃物をとり除く血液。この流れが停滞するとさまざまな疾患につながると考えられ、月経にかかわる諸問題、不妊治療においても、骨盤内のうっ血をとり除くことが大切です。

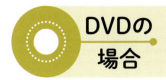

DVDの場合 骨盤呼吸はウォーミングアップとして一部のプログラムに含まれるほか、時間があるときはいつでも、これだけで練習することもおすすめです。その場合は、Part2またはPart3のメニューからセレクトしてください。

1 あおむけの姿勢でひざを立てる

あおむけの姿勢でひざを立て、足の外側は平行に。足がお尻に近すぎると骨盤が後ろに、遠すぎると前にかたむいて反り腰になるため、腰の自然なカーブができる位置に調整。

足の外側同士が平行になるように

2 子宮をやさしく抱きしめるように息を吐く

子宮に手を当てて目を閉じ、まず自然に出入りする呼吸の流れを感じる。みぞおちをゆるめ、子宮の内側を泡立てるようなやわらかい呼吸を続けると、呼吸の波に合わせるかのように、骨盤が前後にゆらぎ始める。吐く息で骨盤底筋・腹部をやさしく引き上げると骨盤が後ろにかたむき、腰がぴったり床に近づいていく。

吐く

骨盤が後傾して腰が床に近づく

吸う

吸う息で腰がやや反りぎみに

3 吸う息で全身を新鮮なエネルギーで満たす

やさしくしぼり上げるように息を吐ききったあとにおなかをゆるめると、吸う息が勢いよく流れ込み、おなかがふわっと、骨盤の内側がゆるんで広がり、腰がやや反りぎみに。吐くときは骨盤底・おなかの引き上げに促され、吸うときはリラックスすることで息が入るのを受け入れるように、緩急をつけて2〜3を繰り返す。

25

アーユルヴェーダの エネルギーとバランス

3つのエネルギー「ドーシャ」の バランスが心と体の健康をつくる

古代インドより伝わる伝統医学・アーユルヴェーダでは、人間の体の基礎には3種類のエネルギーが存在していると考えます。これらは「ドーシャ」と呼ばれ、風のエネルギー（ヴァータ）、火のエネルギー（ピッタ）、水のエネルギー（カファ）の働きがバランスを保ちながら、心と体の健康を維持しているのです。

さらにドーシャは「地・水・火・風・空」による5つの要素（五元素）の組み合わせで成り立つと考えられ、私たち人間も自然界の元素から成り立つ生物として、ドーシャのバランスに影響を受けています。

時代は進んでも、春夏秋冬のうつろい、太陽と1日のサイクル、満ち欠けする月のリズムは変わりません。また胎児が約40週で育ち、月経周期が約28日でめぐるように、体も自然のリズムと同調しています。先人が残した知恵とともに、心と体の声に意識を向けて、忙しい現代をスローダウンして過ごしたいものですね。

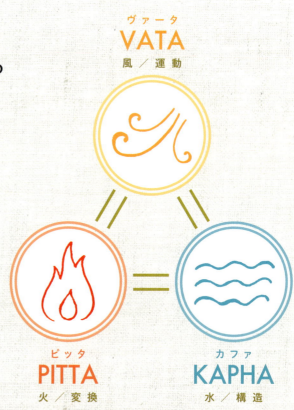

ヴァータ
VATA
風／運動

ピッタ
PITTA
火／変換

カファ
KAPHA
水／構造

ドーシャの性質と作用

体のドーシャ	構成五元素	性質	はたらき
ヴァータ	風・空	軽、動、冷、速、乾燥	異化、運動、神経
ピッタ	火・水	熱、鋭、軽、液、微油	代謝、消化、酵素
カファ	水・地	重、冷、遅、安定、油	同化、体力、免疫

ヨガ発祥の地・インドの古代サンスクリット語で「Ayuh（生命）」「Veda（科学・知識）」を意味するアーユルヴェーダ。自己治療の科学ともいわれ、自分自身の心と体の状態を知り、それに自分で対処するさまざまな知恵を伝えてくれる世界最古の伝承医学です。本書では、日々の生活の中で根ざしたアーユルヴェーダの知識がたびたび登場します。ゆらぎやすい女性のムーンサイクルをすこやかに過ごすヒントとして、ぜひ役立ててくださいね。

ドーシャによる3つの体質と特徴

ドーシャのバランスの乱れは、特定のエネルギーが増加しすぎた状態によって招かれるとされています。1日の時間帯や季節、人生の期間、さらに行動や心の動きまで、あらゆる事象がドーシャに影響しますが、大きな要因のひとつが体質によるもの。これは生まれつきそのドーシャが体内で優勢であることをさしています（たいていの体質は2種類のドーシャが複合されています）。ドーシャのバランスが乱れるとその極端な性質があらわれるため、反対の性質をあててこれをしずめることが、心身のバランスを整えるカギとなるのです。

ヴァータ VATA 風

	Mind	Body
長所	行動が素早く敏感／想像力が豊か／新しいものや変化を好む／順応性が高い／記憶力・理解力にすぐれる	機敏で快活／体が軽く敏捷／一時的ながんばりがきく／傷の治りが早い
短所	不安・心配性／気分が変動しやすい／衝動的／緊張・空虚感をともなった抑うつ症状／飽きっぽい	寒がりで手足が冷える／便秘がち／肌や髪が乾燥しやすい／不眠傾向／緊張性の頭痛／腰痛
対策	心身の休息をとる／規則的な生活／体を冷やさない／あたたかく消化のいい食事／リラックスを心がける	

ピッタ PITTA 火

	Mind	Body
長所	情熱的／知的／勇気がある／機転がきく／チャレンジ精神が旺盛／集中力がある／行動や話に無駄がない	快食・快便／体がやわらかい／汗をかきやすい／皮膚があたたかくやわらか／肌に輝きがある
短所	短気でおこりっぽい／批判的になる／破壊的／憎しみの感情／完璧主義／見栄っぱり	皮膚の発疹／出血しやすい／異常に汗をかく／目が充血する／口臭・体臭／下痢しやすい／胸やけ
対策	休息をとって冷静になる／刺激の強い物事や食事・過激なものを避ける／おだやかなもの・自然なものにふれる	

カファ KAPHA 水

	Mind	Body
長所	慈愛にあふれる／献身的／おだやかで寛大／落ち着いている／辛抱強い／着実に物事をやりとげる	体力・持久力がある／体格がいい／どこでもよく眠れる／皮膚がなめらか
短所	保守的／独善的／物事にこだわる／執念深い／鈍感で大ざっぱ／意欲の低下による抑うつ状態	肥満になりやすい／だるさ／眠気／鼻水・鼻づまり／気管支の疾患になりやすい／目やに・たんが出る
対策	日中は活動的に過ごす／食事は軽めを意識／冷たいもの・油っぽい食事を避ける／体を冷やさない／毎日運動する	

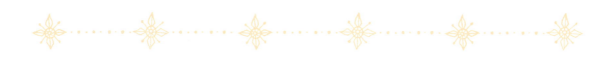

Moon Cycle Column ❶

ムーンサイクルヨガの素朴な疑問にお答えします

Q1 体がかたくてもできますか?

A. 体の柔軟性は関係なく、心地よく感じるところでポーズを深め、その感覚を味わうことが大切。無理をすると「癒しを引き出す」ムーンサイクルヨガ本来の目的から離れてしまうので、「EASYポーズ」もぜひ参考にして。

Q2 ヨガマットは使ったほうがいい?

A. 本書のポーズでは、特に使わなくても問題ありません。畳の部屋もいいですね。ただし、床がすべりやすかったり、冷たい場合は何か敷いたほうがベター。ヨガマットがなくても、バスタオルやラグなどで代用できます。

Q3 特におすすめな時間帯やタイミングはありますか?

A. なるべく空腹時を選べば、いつでも好きなときでOK。食後は2〜3時間あけるのがおすすめです。

Q4 反対に、避けたほうがいいタイミングは?

A. 内臓に負担をかけないように満腹時は避けるほか、アルコールの影響下にあるとき、かぜや発熱などで体調がすぐれないとき、体のどこかに鋭い痛みがある場合も、無理はせずにお休みを。

Q5 どのくらいのペースで練習すればいいですか?

A. できる範囲で定期的な練習を。効果をより感じたければ、該当するプログラムをなるべく毎日続けるのがおすすめです。疲れたとき、リラックスしたいときなど、日々のセルフケアとして少しずつでもとり入れていきましょう。

Q6 冷え性なのですが、練習中に靴下をはいてもOK?

A. すべりにくいポーズならもちろんOK! 通気性のいい靴下で、できれば綿か絹の五本指がベターです。

Q7 自分の月経周期・お悩みと異なるプログラムをやってもOK?

A. 月経中/月経期プログラム以外は、異なるものをやっても特に問題があるわけではありません。自分の体と心に相談しながら、心地いいと感じるものを選びましょう。

Q8 好きなポーズだけを練習したり、時間を長くキープするのはOK?

A. 本書のプログラムはポーズの組み合わせ・順番なども考慮されているため、ヨガ経験が豊富でない初心者の方は順番通りに練習するのがおすすめです。ポーズが心地よくキープできるなら、時間を長めにとるのはOK!

Part1
月経期
Moon Time Program

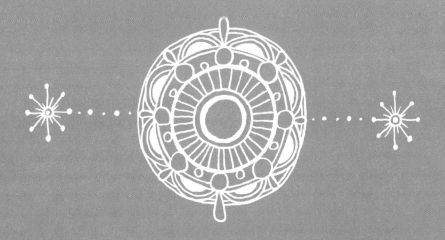

月経期の過ごしかた

\ キーワードは /
浄化

月経中はプチ・リトリートの時期。
内なる女性性を味わいながら
くつろぎの感覚に身をゆだねて

この時期に起きる体と心の変化は?

アーユルヴェーダではこの時期、骨盤から大地へと流れる「アパーナ」という下向きのエネルギーが活発になり、心身の浄化が起こると考えます。ところが生活の乱れやストレスなどでこの流れが妨げられるとアーマ（毒素）が生じ、脈管をつまらせ、心身のさまざまなトラブルを引き起こすのです。

月経期は女性ホルモンのエストロゲン（卵胞ホルモン）とプロゲステロン（黄体ホルモン）の分泌量がもっとも少なく（→P10）、体力や免疫力も低下しがち。また、このとき増加するヴァータ（→P26）のエネルギーは排出へと向けられ、胃腸の働きが低下するため、消化しやすい食事も必要です。

さらに経血量が特に多い月経1〜3日目は予定を減らし、のんびり過ごすように心がけて。メンタルな刺激・外的刺激は減らしてパソコンから離れる時間をとったり、引っ越しや新しい物事を始める・夜に外出するなどは控えて早めに休みましょう。直感がさえる時期でもあるので、内側（または内なる声）に耳を澄ませ、魂が喜ぶ生き方へと針路を調節するにも適しています。月経は自分の心と体を整えなおす、自然が与えてくれた月に一度のチャンス。自分も大自然の一部であることを思い出し、この時期を大切に過ごしたいですね。

この時期のアーユルヴェーダのエネルギータイプ

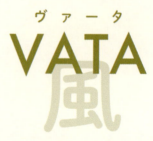

ヴァータ
VATA
風

子宮からの排泄が行われる月経期は、「軽・動・冷」の性質を持つヴァータ・ドーシャ（→P26）が優勢になる時期。アーユルヴェーダでは、この乱れが生理痛などの月経トラブルを引き起こすと考えます。長時間の移動、下半身の使いすぎ、目を酷使することはすべてヴァータを乱す原因となるので避けましょう。また、頭はヴァータをバランスさせるカファが支配する部分。月経の1〜3日目は、洗髪を避けたほうがベターです。

おすすめセルフケア

「湯たんぽ」などで下半身を中心にあたため安定した軽い運動でヴァータの乱れを調整

血流が低下しがちなこの時期は、下半身を中心にあたためるケアが効果的。ムーンサイクルヨガの練習中、また季節も問わずにふだんから、湯たんぽで骨盤の中心（仙骨）や下腹部をあたためるのもおすすめです。散歩などのスムーズで安定した軽い運動も、ヴァータを調整して排出の効果を高めます。

この時期は運動をする必要はないという考えもあり、ヨガをする場合もおだやかに注意深く練習しましょう。また、おなかに力を入れる・骨盤底を引き上げる・腰を高く上げるポーズは排出のエネルギー（アパーナ）をさまたげるのでNGです。床が冷たい場所でのヨガも、子宮に「冷え」を足すので逆効果。マットや床に毛布を重ね、子宮をあたためる環境を整えましょう。

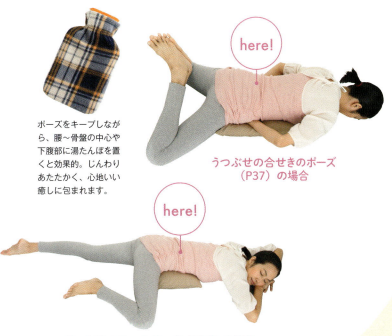

ポーズをキープしながら、腰～骨盤の中心や下腹部に湯たんぽを置くと効果的。じんわりあたたかく、心地いい癒しに包まれます。

うつぶせの合せきのポーズ（P37）の場合

うつぶせのワニのポーズ（P36）の場合

月経期に適したヨガについて

心身のバランスを整え骨盤域を開くポーズで排出の力を高める

骨盤がもっとも開いて排出の力が高まる月経期。骨盤域を開いていくポーズで、下向きのエネルギー（アパーナ）を促進します。さらに、床に近い位置で行うポーズは、地に足のついたグラウンディングの効果を高め、心身のバランスを整える働きも。

▶▶▶ 次ページからヨガプログラムがスタートします！

| Moon Time Program |

月経期プログラム

プログラムのやり方 1～7のポーズと、リラックスポーズを以下の順番で行うのが基本です。時間がない人は おすすめポーズ を優先し、それ以外のポーズは好みで追加してください。

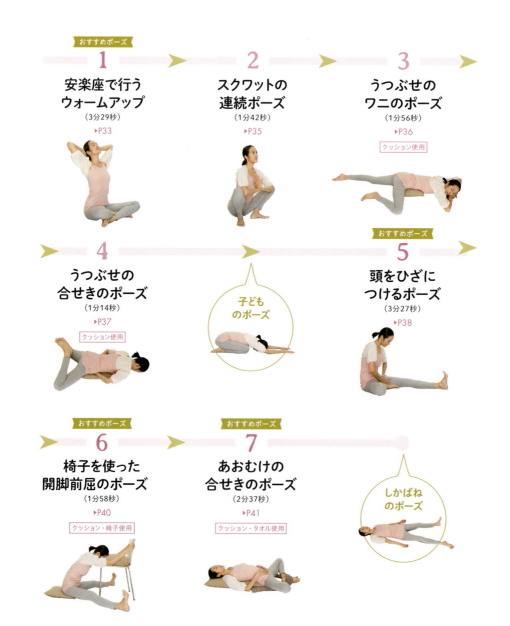

おすすめポーズ
1 安楽座で行う ウォームアップ
（3分29秒）
▶P33

2 スクワットの 連続ポーズ
（1分42秒）
▶P35

3 うつぶせの ワニのポーズ
（1分56秒）
▶P36
クッション使用

4 うつぶせの 合せきのポーズ
（1分14秒）
▶P37
クッション使用

子どものポーズ

おすすめポーズ
5 頭をひざに つけるポーズ
（3分27秒）
▶P38

おすすめポーズ
6 椅子を使った 開脚前屈のポーズ
（1分58秒）
▶P40
クッション・椅子使用

おすすめポーズ
7 あおむけの 合せきのポーズ
（2分37秒）
▶P41
クッション・タオル使用

しかばねのポーズ

おすすめポーズ

1 安楽座で行う ウォームアップ

月経中でも無理なくおだやかで安全な動きが、こわばった背骨や骨盤の関節をしなやかに。体への「気づきの感覚」を高める効果も。

ポーズの効果 | 経血の排出を促す／腰痛の緩和／背中・肩こりの緩和

膣をゆるめる呼吸

吸う

肩の力は抜いて
リラックス

肩甲骨を寄せて
わきを伸ばす

×4回

肩甲骨の間を
広げるように

吐く

1 頭の後ろで両手を組む

安楽座（両足を曲げて交差させ、それぞれの足をすねの下に置く）の姿勢から、両手を組んで頭の後ろに当てる。

2 息を吸いながらひじを開く

息を吸いながら、骨盤から背骨をひとつずつ起こすようなイメージで胸とひじを開き、目線を上に向ける。目は閉じて行ってもOK。

3 息を吐きながら 背中を丸める

息を吐きながら、おなかをのぞき込むように背中を丸めてひじをしめる。月経中は、吐く息に合わせて膣をゆるめるように意識して。呼吸に合わせて、2と3を繰り返す。

---POINT---

骨盤から動きをスタートさせて背骨のしなやかさをアップ

背中を丸めるときは骨盤を後ろへ、反らすときは前に起こしてから、背骨ひとつずつに動きを伝えていきましょう。

NEXT →

33

1 安楽座で行うウォームアップ

首から肩のリリース

4 手を握り肩をグーッと上へ
両手でこぶしを握り、息を吸いながら、肩を持ち上げて後ろに引く。

吸う

×3回

POINT 指先からストレスも吐き出すイメージで
「ハーッ」と吐く息で、パソコンなどを使いすぎた指先から電磁波が抜けるようにイメージしても効果的。

5 息をハーッと吐き両手を大きく広げて
息を口から勢いよくハーッと吐きながら、両手を大きく広げて指先まで脱力。呼吸に合わせて、1と2を繰り返す。

吐く

ヒップサークル

6 上半身でゆっくり円を描いていく
両手をひざに置き、背骨の長さを引き出しながら、呼吸に合わせてゆっくり円を描くように上半身を動かしていく。真ん中に戻ったら大きくひと呼吸し、反対回しも同様に。

吸う　吐く

左右各 3〜4回

POINT 体重を少しずつ移して骨盤から動きをリード
お尻の片側から前・後ろへと、体重を移しながら上半身を動かして。骨盤の微細な動きを感じてみましょう。

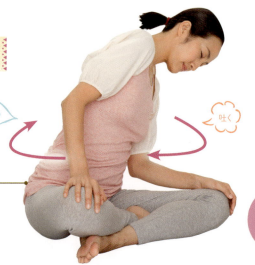

Part 1 月経期プログラム Moon Time Program

2 スクワットの連続ポーズ

股関節をほぐして骨盤底筋を大きく開き、月経時のアパーナ（下向きの排出の流れ）を促進。たまった感情の排出も促します。

ポーズの効果 │ 便秘の改善／腰痛の緩和／ストレス解消

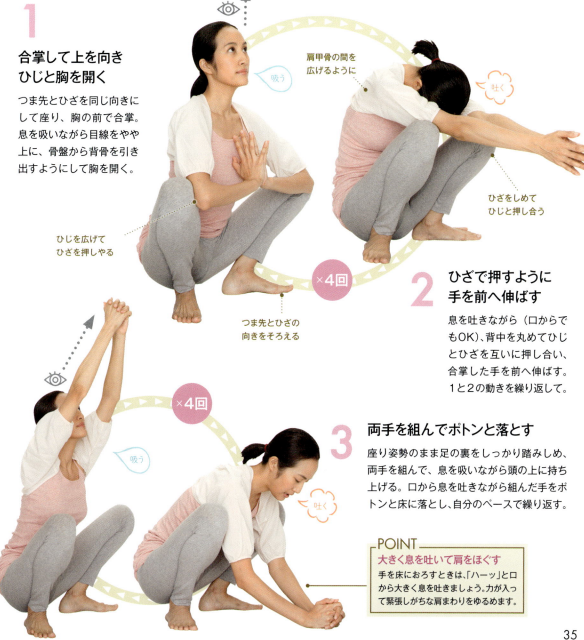

1 合掌して上を向きひじと胸を開く

つま先とひざを同じ向きにして座り、胸の前で合掌。息を吸いながら目線をやや上に、骨盤から背骨を引き出すようにして胸を開く。

- ひじを広げてひざを押しやる
- つま先とひざの向きをそろえる
- 肩甲骨の間を広げるように
- ひざをしめてひじと押し合う

2 ひざで押すように手を前へ伸ばす

息を吐きながら（口からでもOK）、背中を丸めてひじとひざを互いに押し合い、合掌した手を前へ伸ばす。1と2の動きを繰り返して。

3 両手を組んでポトンと落とす

座り姿勢のまま足の裏をしっかり踏みしめ、両手を組んで、息を吸いながら頭の上に持ち上げる。口から息を吐きながら組んだ手をポトンと床に落とし、自分のペースで繰り返す。

POINT 大きく息を吐いて肩をほぐす

手を床におろすときは、「ハーッ」と口から大きく息を吐きましょう。力が入って緊張しがちな肩まわりをゆるめます。

3 うつぶせのワニのポーズ

月経中の腰痛を緩和し、うつぶせの姿勢で腹圧をかけて腹式呼吸をより深く。高いリラックス効果で安心・安全な感覚に包まれます。

ポーズの効果 ｜ 自律神経の調整／腎機能の改善／安眠の促進

Part1 月経期プログラム Moon Time Program

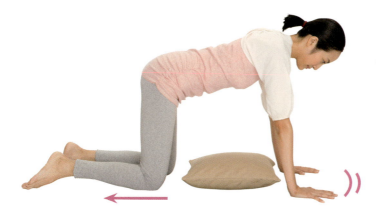

1 クッションを置いてうつぶせの姿勢に

四つんばいの姿勢で、おなかの下にクッションを置く。両手を前に歩かせて、ひざも少し後ろにずらし、骨盤〜おなかをクッションに当ててうつぶせになる。

2 ひざと上半身を曲げて全身を脱力

右ひざを深く曲げ、上半身を近づけて、組み手に頭をのせて休む。深く吸った息を全身に広げ、吐くたびに全身の力が気持ちよく抜けるのを感じて。反対側も同様に。

月経が重い人は…
ポーズの最中に湯たんぽをのせて休むのも効果的
このポーズや次の「うつぶせの合せきのポーズ」などは、腰まわりに湯たんぽをのせても効果的。冷えた子宮をやさしくあたためます。

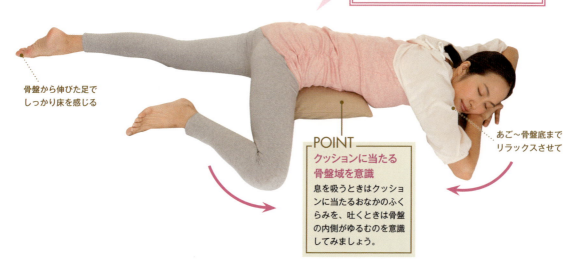

骨盤から伸びた足でしっかり床を感じる

POINT クッションに当たる骨盤域を意識
息を吸うときはクッションに当たるおなかのふくらみを、吐くときは骨盤の内側がゆるむのを意識してみましょう。

あご〜骨盤底までリラックスさせて

4 うつぶせの合せきのポーズ

骨盤を開くことで、生殖器の周辺を流れる血流をスムーズに促進。この時期に子宮内膜で起きる変化に「気づき」をもたらします。

ポーズの効果 │ 月経困難症の改善／自律神経の調整／安眠の促進

1 うつぶせの姿勢で両足を開く

おなか〜骨盤の下にクッションを置き、重ねた手に頭をのせたうつぶせの姿勢からスタート。次に、両足をマットの幅を目安に開く。

両足はマットの幅を目安に開く

2 手をおなかに差し入れて子宮を包むように当てる

体を片側ずつ持ち上げながら手をおなかの下に差し込み、指で三角をつくり子宮のあたりに当てる。

手で三角形をつくり子宮に沿って当てる

3 ひざを曲げて足裏を合わせ深い呼吸でリラックス

ひざを曲げて足裏を合わせ、体重を体の少し前へ移して安定させる。頭の力は完全に抜き、深い呼吸で全身をリラックス。足を伸ばしてポーズを戻し、重ねた手に頭をのせて休む。

足はラクな角度に曲げればOK

POINT　手がふれる腹部に呼吸を広げて
吸う息が鼻〜背骨の内側を通り、手でふれた骨盤の内側へ広がるのを感じて。吐くときには全身の力を抜きましょう。

体重をやや前側に移動させて

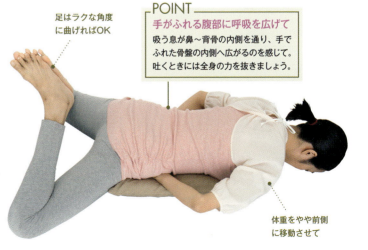

▶ **子どものポーズ** ▶P22 │ 全身の力を抜いてしばらく休みます

37

おすすめポーズ

5 頭をひざにつけるポーズ

そけい部のリンパ節を刺激し、免疫力を高めるポーズ。体を包み込むような動きで自分をいたわり、神経をおだやかに鎮静化します。

ポーズの効果｜下半身の血流改善／腹部の膨張をやわらげる

Part1 月経期プログラム Moon Time Program

体にふれて行う前屈のフロー

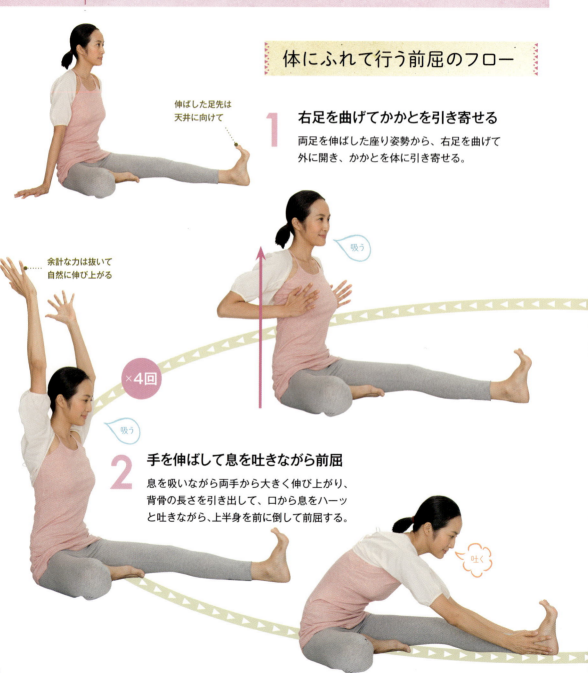

伸ばした足先は天井に向けて

1 右足を曲げてかかとを引き寄せる
両足を伸ばした座り姿勢から、右足を曲げて外に開き、かかとを体に引き寄せる。

吸う

余計な力は抜いて自然に伸び上がる

×4回

吸う

2 手を伸ばして息を吐きながら前屈
息を吸いながら両手から大きく伸び上がり、背骨の長さを引き出して、口から息をハーッと吐きながら、上半身を前に倒して前屈する。

吐く

クッションを使ったリラクゼーション

4 クッションを並べて上半身を休ませる

姿勢を起こしたら、クッションをおなかに当てて伸ばした足の上へ並べる。上半身を倒しておでこをクッションに置き、自然で深い呼吸を感じながらリラックスして休む。

クッションでおなかを支える

5 両足を軽くバタバタ動かして反対側を

上半身を起こしたら両足を伸ばし、軽くバタバタ動かしてゆるめたら、反対側も1から同様に。最後は足をまっすぐ伸ばした長座の姿勢で呼吸を整える。

無理のない範囲で手を自然に添える

顔の表情筋までリラックスして

EASY ポーズ 曲げた足の太ももに上半身を休ませても

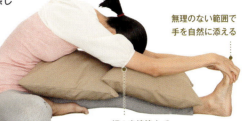

おでこがクッションにつかない人は、伸ばした足を曲げて休みましょう。手はすねに置くか、太ももの下で組んでもOK。

吸う

POINT
マッサージするように体をやさしく感じて

日ごろふれることの少ない部分を感じながら繰り返しましょう。規則的な動きが、月経期に乱れがちなヴァータ（→P30）を整えます。

3 足先〜胴体までを包むようになぞる

息を吸いながら、足先〜股関節までを包むように、続けて胴体までなぞり、両手を大きく上に伸ばしたら、2からの動きを繰り返す。

吸う

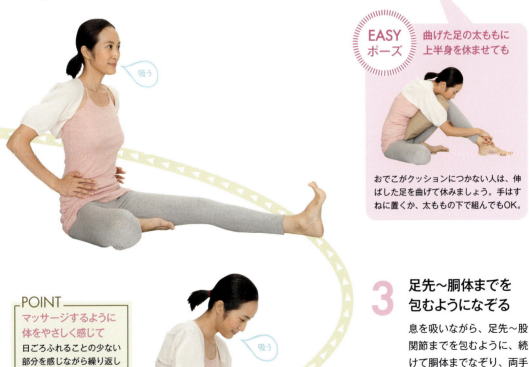

39

おすすめポーズ

6 椅子を使った開脚前屈のポーズ

骨盤底筋〜内股のおだやかなストレッチで生殖器への血流を改善。額をあずけるポーズで、心に深い静けさと落ち着きをもたらします。

| ポーズの効果 | 月経サイクルの改善／安眠に導く／ストレス緩和 |

Part1 月経期プログラム Moon Time Program

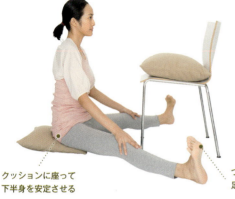

1 椅子にクッションをのせて開脚

椅子にクッションをのせて体の前に置き、別のクッションをお尻の下に敷いて座ったら、足を左右に広げて開脚する。

クッションに座って下半身を安定させる

つま先を立てて足裏を外に向ける

2 手を前に歩かせておでこを椅子に

両手を少しずつ歩かせておでこをクッションの上に休ませ、両手で椅子の背もたれを持つ。

POINT
クッションに休めたおでこから心も浄化
吐く息とともに、悩みやストレスがおでこから流れ出て、心身が軽く、明るくなるのをイメージしましょう。

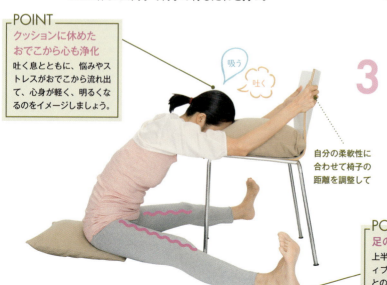

吸う
吐く

自分の柔軟性に合わせて椅子の距離を調整して

3 頭の重さをあずけてゆったり深い呼吸を

頭の重さをクッションにあずけ、内ももの筋肉が伸びているのを確認したら、呼吸に意識を向ける。最後は体をゆっくり起こし、大きくひと呼吸してポーズの余韻を味わって。

POINT
足の筋肉をしっかり働かせて
上半身は休めつつも、下半身はアクティブに！ 足首をしっかり曲げ、かかとの内側を遠くへ伸ばす意識を持って。

おすすめポーズ 7 あおむけの合せきのポーズ

骨盤域への血流を増やし、神経を鎮静化して心身をエネルギーで満たす効果的なポーズ。体の重だるさが気になるときにもおすすめ。

ポーズの効果 | 神経の鎮静化／疲労の解消／子宮の機能向上

1 合わせた足にタオルを巻きつける

クッションを並べ、ひざを開いて足裏を合わせる「合せき」の姿勢で座り、棒状に丸めたバスタオルを足首にかけて太ももに巻き込む。

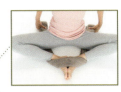
足裏を合わせて座り足首の上にタオルをかけて巻きつける

タオルをきつく巻き太ももの下にはさむ

2 手を後ろに歩かせて背中をつける

手を後ろに歩かせ、背骨をクッションの真ん中に休ませる。心地よく安定したポジションが見つかるように、位置を自分で微調整して。

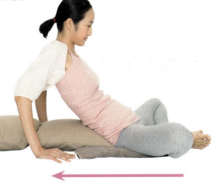

POINT　やさしい呼吸を子宮に広げて
手を当てた子宮に向けて吸う息を広げて。吐く息では不安をストレスや手放し、心の中をからっぽにしましょう。

目やあごの周辺もふんわり力を抜く

3 深くゆっくり自然呼吸を繰り返す

子宮にやさしく手を当て、深くゆっくり自然呼吸。みぞおちをゆるめ、子宮に広がる呼吸を意識しながら、吐くたびに全身の力を抜く。おだやかでゆったりした呼吸の流れを感じて。

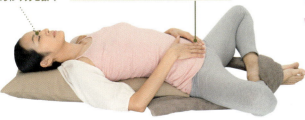

▶ **しかばねのポーズ** ▶P23 | プログラムの最後は力を抜いてリラックス

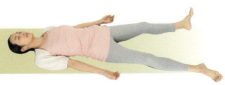

41

Moon Cycle Column ❷

忙しい現代の女性がおちいりがちな
エネルギーバランスの乱れ。
自然と調和する生活を心がけて

　私たちの祖先は、太陽が出ている昼間は活動し、月の支配する夜は休むという、自然に調和した暮らしをしてきました。アーユルヴェーダの考えでは、それとは反対に頭と体を忙しく動かし続ける現代女性のライフスタイルは、神経系を統括する「ヴァータ（風のエネルギー）」を乱すとされています。

　一定の割合で分泌される男性ホルモンとは違って、女性ホルモンは日に日にゆらぐもの。けれど、本当は休みたがっている体の声とコミュニケーションがとれずに、生理不順や無月経、不妊、PMSなどが、ヴァータの乱れによるサインとしてあらわれるんですね。

　ヴァータが乱れているときは、つい断食などの極端な解決策にひかれがち。けれど、すべてを一度にリセットしようとすること自体がヴァータの「不安定さ」をさらに増し、地に足のついた感覚から遠ざけてしまいます。

　当たり前に聞こえるかもしれませんが、私たちの健康は、日々の積み重ねでできるもの。乱れたヴァータをしずめるには、まずスローダウンすることから始めてみましょう。予定を減らし、眠る時間を少しずつ早めて慢性疲労を解消すること。また、よく知らない人と一緒にいて緊張を高めるより、愛する人たちと過ごす時間を増やすのもおすすめです。

　季節や自然を意識しながら暮らすことも、私たちを本来あるべき調和に近づけます。私は旧暦のカレンダー手帖を愛用中ですが、手帖に満月と新月の日時を記入するだけでもOK。そこに月経のタイミングやその日のコンディション、食生活などを書き込むと、月の満ち欠けと月経リズムの関係も見えてきます。先々のスケジュールも「この日は生理になりそうだから予定を入れないでのんびりしよう」と逆算して組めたり、イライラしても「そろそろ生理だからかなー」と、おおらかに受け入れられるのを感じられるはずです。

　寝る前は部屋の明かりを蛍光灯から間接照明にかえたり、環境が許すなら眠るときはカーテンを開けて、朝は自然光で目覚めることも体内リズムを調節するのに役立ちます。また、私は1日に1回はアスファルトでおおわれていない大地を歩くようにしていますが、なるべく木々が多い道を選んで歩くだけでも、自然を感じるにはおすすめです。

　アーユルヴェーダでは、私たちは知覚器官で外界のエネルギーをとり入れていると考えます。目にするもの、耳にするもの、肌にふれるもの……。自分がありたいような、美しい、純粋なエネルギーで自分を満たしてあげるように心がけたいですね。

Part2
黄体期
（月経前）
Restorative Program

黄体期 の過ごしかた
（月経前）

\ キーワードは /

回復

自然の流れに逆らうことなく
レストラティブ（回復）を促す
休息モードにギアを切り替えて

この時期に起きる
体と心の変化は？

　ホルモンバランスの変動（→P10）が激しく、心身の不調があらわれやすい黄体期。この時期に増えるプロゲステロン（黄体ホルモン）は赤ちゃんのベッドとなる子宮内膜を保ち、やがて排出する働きをしますが、同時にむくみや便秘を招く原因ともされています。一方、別名「美容ホルモン」とも呼ばれるエストロゲン（卵胞ホルモン）が減ることで、肌が荒れやすくなるのもこの時期の特徴です。

　変化の波が激しい黄体期は疲れやすく、また体は毎月起こりうる妊娠の可能性に備えて休む・蓄えるモードに入ります（排卵後に受精すれば6〜7日かけて子宮壁に着床する、体がいちばんデリケートに過ごしたい時期のため）。月経に向けて骨盤が徐々に開くため腰に痛みを感じる人もいますが、この時期は自然の流れに逆らわず、回復を促すレストラティブな方向へと、活動のギアを切り替えることが大切です。

　特に普段からがんばりすぎてしまう人は、ヨガでも日々の生活でも、何か（誰か）にほどよく甘え、サポートを受ける安心感を味わうこと。ローズの香りをかいだり、マッサージを受けるのもおすすめです。心と体に入った力をラクに抜いて、命の流れに身をまかせていきましょう。

この時期のアーユルヴェーダの
エネルギータイプ

ピッタ
PITTA
火

　排卵〜月経前にかけて、子宮内膜の組織が変性していく黄体期は「熱・軽・微油」などの性質を持つピッタ・ドーシャ（→P26）が優勢に。心身のバランスをくずしやすいこの時期は、変質を促すピッタの特徴とも重なります。過食などの極端なことに走る人がいるのも、鋭さや爆発的なエネルギーを持つピッタの働きによるもの。この時期は刺激の強いもの、過激なものにかたよらず、心身の鎮静化を心がけましょう。

| おすすめ
セルフケア | 「ギー」を使った耳のオイルマッサージで
高ぶった神経と心身の疲れを鎮静化 |

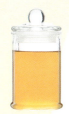

バターを精製したギーは、ヴァータとピッタをしずめ、体の内外にうるおいをもたらす純粋な油。(→作り方はP85)

アーユルヴェーダでは、知力や活力を高める万能な油として重宝されるギー。増大したピッタの熱をさまし、神経のヒートアップによる心身の疲れを鎮静化します。目や頭にもつながる耳は特に、頭を使いすぎる傾向のある人にかたさが見られます。1日の終わりにかたくなった耳を、体と対話するように心地よくほぐしましょう。

1
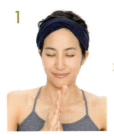
1日の終わり、入浴の前後に行うのがおすすめ。まず手のひらにギーを適量とり、体温であたためる。

2
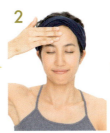
おでこの中心からやさしくすべらせるようにギーを広げる。ベタベタ塗っても効果は変わらないので注意。

3
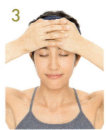
おでこを手のひらでギュッとやさしく包み込む。ギーを浸透させるのが目的なので、力を入れすぎないこと。

4
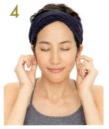
手に残ったギーを、耳の表・裏、耳たぶにも、中心〜外側に向かって全体にやさしくのばしていく。

5
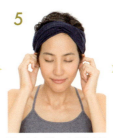
耳のかたくなった部分を気持ちよくほぐすように、内側のひだの間にもまんべんなく塗りのばしていく。

6
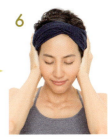
最後は手で耳を包んで浸透させる。石けんで洗いすぎは逆効果なので、余分な油分は顔などにのばして放置。

黄体期に適したヨガについて

自分に思いやりを持ち心地よさを感じるマインドフルなヨガを

ざわついた心をしずめる前屈、胸を開くポーズのほか、椅子でサポートする逆転系のポーズは、リラックスした状態での長いキープを可能にします。いずれも自分が心地よく感じるところを探し、こわばっているところに呼吸を広げるように意識して。

▶▶▶ 次ページからヨガプログラムがスタートします！

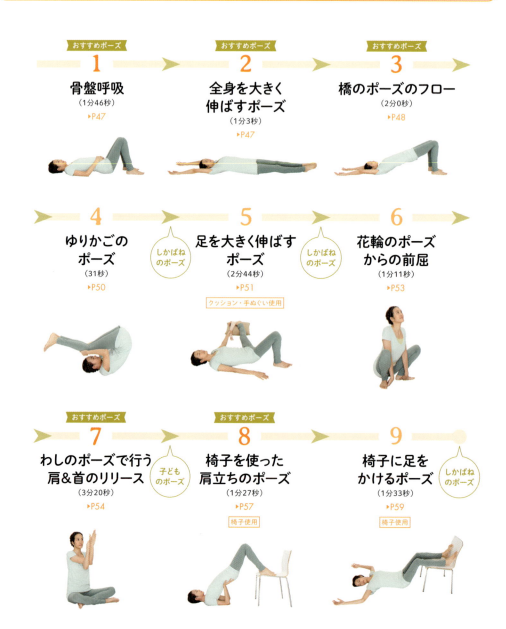

おすすめポーズ 1

骨盤呼吸
⇒くわしい解説はP24もCheck

1 子宮をやさしく抱きしめるように息を吐く
あおむけでひざを立て、子宮に手を当てて目を閉じる。吐く息で骨盤底筋、腹部をやさしく引き上げていく。

2 吸う息で全身を新鮮なエネルギーで満たす
吸う息でおなかがふっくら、骨盤の内側がゆるんで広がり腰はやや反りぎみに。自然な呼吸で1〜2を繰り返す。

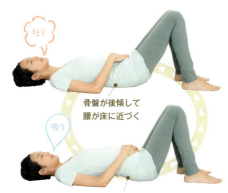

骨盤が後傾して腰が床に近づく

吸う息で腰がやや反りぎみに

おすすめポーズ 2

全身を大きく伸ばすポーズ

シンプルな動きと呼吸を合わせて、現代生活で忘れがちな身体感覚を取り戻します。背骨と手足を大きく伸ばすことで、気持ちも爽快に。

| ポーズの効果 | 姿勢の改善／肩こりの緩和／むくみ |

1 息を吸いながら全身を伸ばす
足首を曲げたあおむけの姿勢からスタート。息を吸いながら、両手を頭の向こうに上げ、足先でポイントするように全身を伸ばす。

POINT
呼吸から先に動きを始めて全身を気持ちよく伸ばす
手足の曲げ伸ばしは、まず呼吸を始めてから動き出すのがポイント。自分の呼吸のペースに合わせて行いましょう。

2 吐く息に合わせて手足を動かす
息を吐きながら、両手をおろして足首を曲げる。呼吸に合わせて1〜2を繰り返し、最後は手のひらを上に向け、両足を開いて脱力。

×4回

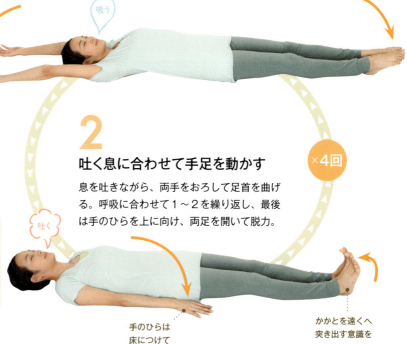

手のひらは床につけて

かかとを遠くへ突き出す意識を

47

おすすめポーズ

3 橋のポーズのフロー

呼吸に合わせた動きで、全身の筋肉をバランスよく調整。硬直しやすいそけい部を気持ちよく伸ばし、滞ったリンパの流れもスムーズに。

ポーズの効果 | 腹部の筋肉強化／腰の重だるさ解消／姿勢の改善

Part2 黄体期（月経前）プログラム Restorative Program

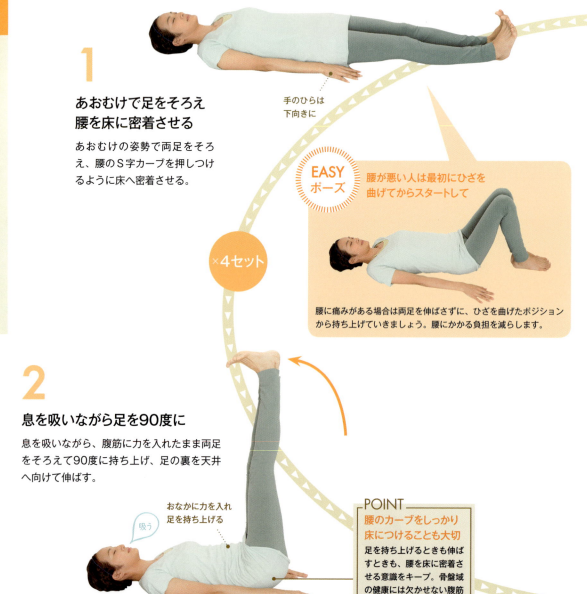

1 あおむけで足をそろえ腰を床に密着させる

あおむけの姿勢で両足をそろえ、腰のS字カーブを押しつけるように床へ密着させる。

手のひらは下向きに

×4セット

EASYポーズ 腰が悪い人は最初にひざを曲げてからスタートして

腰に痛みがある場合は両足を伸ばさずに、ひざを曲げたポジションから持ち上げていきましょう。腰にかかる負担を減らします。

2 息を吸いながら足を90度に

息を吸いながら、腹筋に力を入れたまま両足をそろえて90度に持ち上げ、足の裏を天井へ向けて伸ばす。

吸う

おなかに力を入れ足を持ち上げる

POINT
腰のカーブをしっかり床につけることも大切

足を持ち上げるときも伸ばすときも、腰を床に密着させる意識をキープ。骨盤域の健康には欠かせない腹筋群を効果的に鍛えます。

6 最後は腰を上げたまま キープ

最後のセットでは、腰を持ち上げた4の姿勢で深く数呼吸キープ。その後は息を吐きながら手足をおろして伸ばし、手のひらを上に向けて脱力。

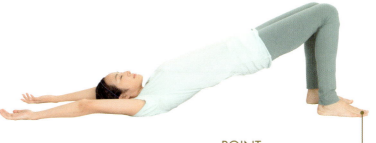

POINT
**足の親指をしっかり使って
ひざが開かないように注意**
腰を上げてキープするときは、足の親指を床にしっかり押しつけて。内ももの内転筋が働くのを感じましょう。

5 息を吐きながら 最初の姿勢に戻る

息を吐きながら、両手を体の横におろして背中をゆっくり床につけ、足を伸ばして1からの動きを繰り返す。

腹筋を働かせて
腰を高くアップ

4 息を吸いながら 両手と腰を上げる

息を吸いながら、両手を頭の上でバンザイに伸ばして足の裏を床につけ、続いて腰を気持ちよく感じられるまで、無理のない範囲で大きく持ち上げる。

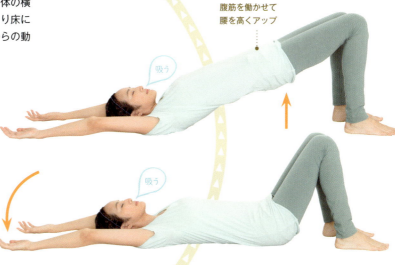

3 吐く息でひざを抱きかかえる

息を吐きながら、ひざを曲げて両手でギュッと抱きかかえ、胸のほうへと近づける。

4 ゆりかごのポーズ

背中の筋肉を気持ちよくマッサージすることで、内臓への血流を改善。リズミカルな動きが、気分も明るく、前向きにしてくれます。

ポーズの効果 | 背中のこり改善／内臓の活性化／気分を明るく

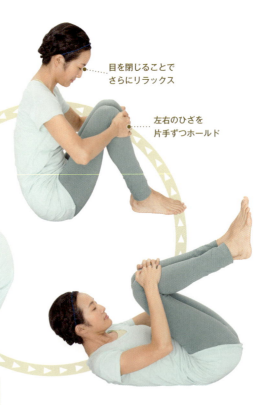

1 ひざを胸に抱きかかえて座る

両足を曲げて座り、ひざを胸のなるべく近くに抱きかかえる。目は閉じて行うほうが効果大。

・目を閉じることでさらにリラックス
・左右のひざを片手ずつホールド

×4回

・足先を勢いよく頭の向こうへ

POINT 背中をダンゴムシのように丸めて
背中を板のように伸ばし、カクカクした動きにならないように注意。呼吸に合わせてテンポよく行いましょう。

2 背中を丸めて前後へゴロゴロ

ひざを抱きかかえたまま、背中をマッサージするように前後へゴロゴロ。呼吸に合わせて、動きでおなかをあたためるようなイメージで。

3 最後はひざを抱き寄せて休む

動きを止めたら、最後はあおむけの姿勢で、ひざを胸のさらに近くへギューッと抱き寄せて休む。

▶ **しかばねのポーズ** ▶P23 全身の力を抜いてしばらく休みます

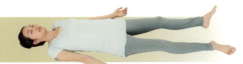

Part 2 黄体期（月経前）プログラム Restorative Program

5 足を大きく伸ばすポーズ

太ももの裏や内側、外側の筋肉を、手ぬぐいを使ってストレッチ。股関節の周辺をまんべんなくほぐし、下半身のめぐりを改善します。

ポーズの効果 | 骨盤調整／下半身の血行促進／PMSの症状緩和

1 体の横にクッションを置く

クッション2個を足の長さを目安にして体の横に並べ、あおむけの姿勢から両足をそろえる。

足の裏側のストレッチ

2 手ぬぐいを足裏にかけて足を伸ばす

右足を曲げて床につけ、両手で手ぬぐいの端を持って左の足裏に引っかけたら、ぐっと踏み込むように足全体の裏側を気持ちよく伸ばす。

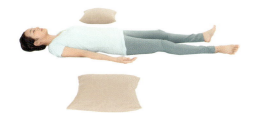

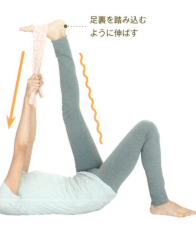

足裏を踏み込むように伸ばす

あごを軽く引く

吐く

足の内側のストレッチ

3 手ぬぐいの端を左手で持ち直す

手ぬぐいの両端を左手にまとめて持ちかえる。

吸う

POINT ── かかとを遠くへ送り出すように
足首をしっかり曲げ、かかとで手ぬぐいを押しやるように意識。足の内側・外側へ均等に力をかけるのがポイント。

吐く

4 クッションの上に足を開いて休める

吐く息で、足の重さを感じながらクッションにおろしてキープ。きつく感じる場合は、手ぬぐいの長さやクッションの高さを調節して心地いい位置を見つけて。

手は下に向けて腰を浮かせない

NEXT →

5 足を大きく伸ばすポーズ

足の外側のストレッチ

5 足を上げて手ぬぐいを右手に持ちかえる

息を吸いながら、4でおろした左足を持ち上げて右足は伸ばし、手ぬぐいを右手で持ちかえる。

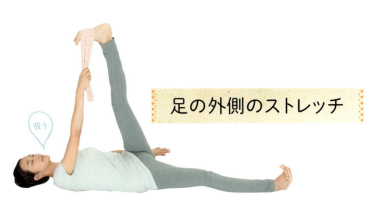

6 足を内側へ倒してクッションに休ませる

息を吐きながら、左足を手ぬぐいごと右側（内側）の方向へ倒し、クッションの上にあずける。顔は左側（足と反対側）に向け、太ももの外側が気持ちよくストレッチされるのを感じて。

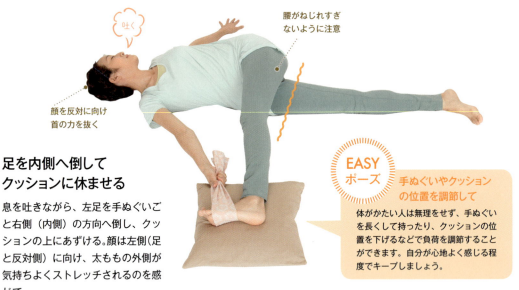

- 顔を反対に向け首の力を抜く
- 腰がねじれすぎないように注意

EASY ポーズ　手ぬぐいやクッションの位置を調節して

体がかたい人は無理をせず、手ぬぐいを長くして持ったり、クッションの位置を下げるなどで負荷を調節することができます。自分が心地よく感じる程度でキープしましょう。

そけい部の圧迫ポーズ

7 ひざを一度、胸に抱き寄せる

息を吸いながら左足を持ち上げ、手ぬぐいをはずして、ひざを胸にいったん抱き寄せる。両足を伸ばしたら、右足も2から同様に。

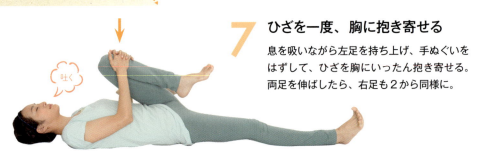

▶ **しかばねのポーズ** ▶P23　全身の力を抜いてしばらく休みます

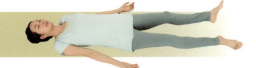

6 花輪のポーズからの前屈

立ち座りのダイナミックな動きで骨盤域の血流を強力に促進する、ベビ待ちさんにもおすすめのポーズ。深い呼吸で、気分も爽快に。

ポーズの効果 | PMSの症状緩和／下半身のむくみ改善

1 しゃがんだ姿勢で手を床に

ひざとつま先の向きをそろえたスクワットの姿勢で座り、親指を除いた手の指を、足の土踏まずの下に差し込む。

ひざとつま先は向きをそろえる

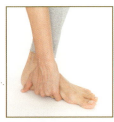

手の4本指（親指以外）を足の裏と床の間にはさむ

2 息を吸いながら背中を反らす

息を吸いながら、おでこを見るように目線を上に向け、胸を開いて背中を反らす。

吸う／胸を大きく開く

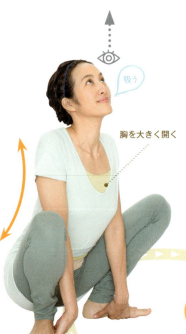

×8回

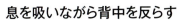

POINT　呼吸に合わせてダイナミックに
メリハリある動きで、背中や股関節をしなやかに。立つときは太ももの裏（ハムストリング）をしっかり伸ばして。

3 息を吐きながらお尻を持ち上げる

息を吐きながらお尻を持ち上げ、おなかをのぞき込むように頭をおろす。呼吸に合わせて、2〜3の立ち座りの動きを繰り返して。

ひじを外側に大きく開いて

吐く

手の指を足裏でぐっと踏み込む

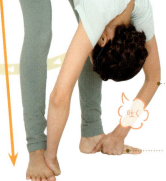

4 大きく息を吐いて脱力

お尻をおろしたら、最後は足の裏から手を離し、息をハーッと大きく吐いて全身の力を抜く。

おすすめポーズ

7 わしのポーズで行う肩&首のリリース

緊張がたまりやすい首・肩・肩甲骨まわりをほぐして血流を改善。月経前の頭痛やイライラをしずめ、慢性的なこりもラクにしてくれます。

ポーズの効果 眼精疲労の改善／気分をスッキリ／慢性的なこりの解消

Part2 黄体期（月経前）プログラム Restorative Program

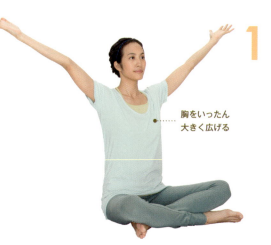

1 両手を大きく「Y」の字に広げる

安定したラクな姿勢で座り（写真は両足を曲げてすねの下に置く安楽座）、両手をアルファベットの「Y」の字に広げ、大きく胸を開く。

胸をいったん大きく広げる

2 右腕を上にして両手を深くクロス

いったん大きく開いた両手を、右腕が上にくるようにして深く交差させる。

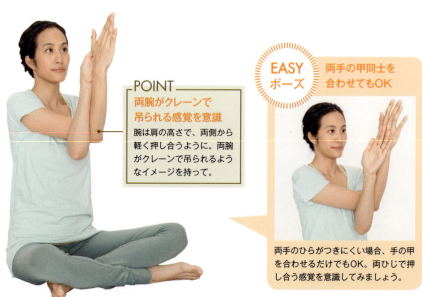

3 両手をからませて手のひらを合わせる

交差した両手をからませて手のひら同士をつけ、両腕を肩の高さにして基本のポジションをつくる。肩は下げて余分な力は抜くこと。

POINT
両腕がクレーンで吊られる感覚を意識
腕は肩の高さで、両側から軽く押し合うように。両腕がクレーンで吊られるようなイメージを持って。

EASY ポーズ 両手の甲同士を合わせてもOK

両手のひらがつきにくい場合、手の甲を合わせるだけでもOK。両ひじで押し合う感覚を意識してみましょう。

背中を反らすフロー

ポーズの効果を高めるために…

ひじの角度は90〜110度をキープ

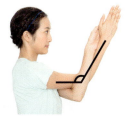

OK
ひじはの角度をなるべく開き、肩まわりがしっかり伸びているのを感じましょう。

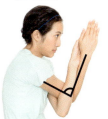

NG
ひじを曲げて角度が小さくなると、背中も丸くなってポーズの正しい効果が得られません。

4 息を吸いながら背中を大きく反らす

息を吸いながら、背中を大きく反らして上を向く。普段から目をよく使う人は、閉じて行うのがおすすめ。

骨盤を立ち上げるように反らせる

吸う

×3回

POINT
肩甲骨の周辺が伸びている感覚を意識

背中をダンゴムシのように丸め、肩甲骨の間をしっかり広げて。伸びている部分をしっかり意識しましょう。

吐く

5 吐く息で背中を丸める

息を吐きながら、背中を丸めてひじをおへそに近づける。腕の角度を保って、4と5の動きをゆっくり繰り返す。

NEXT →

7 わしのポーズで行う肩&首のリリース

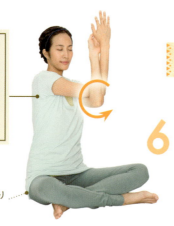

POINT
首を長く保って肩はリラックス
動きにつられて首や肩に力が入らないように注意。伸びているところをしっかり確認しながら行いましょう。

お尻はしっかり床におろして

ひじの円運動

6 ひじで円を描くように回す

腕の角度が90〜110度を目安に保たれているのを確認したら、ひじで円を描くように、気持ちいい方向へゆっくりと動かしていく。

首を90度に向けてリリース

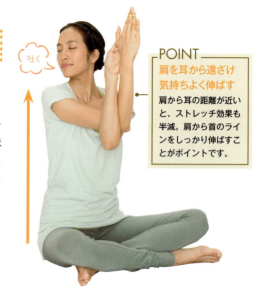

7 首を横に曲げてしばらくキープ

息を吸いながら背骨の長さを引き出し、吐きながら、首を右方向（腕が上になっているほう）へ90度、横に向けてしばらくキープ。息を吸いながら、首をゆっくりと正面に戻す。

吐く

POINT
肩を耳から遠ざけ気持ちよく伸ばす
肩から耳の距離が近いと、ストレッチ効果も半減。肩から首のラインをしっかり伸ばすことがポイントです。

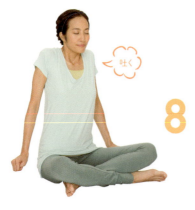

吐く

8 肩をギュッと上げてハーッと脱力

腕をおろしたら、最後は肩を耳に近づけて少し後ろへ回し、口からハーッと息を吐きながら勢いよく脱力。反対側も、手を入れかえて1から同様に行う。

▶ **子どものポーズ** ▶P22　全身の力を抜いてしばらく休みます

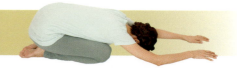

> おすすめポーズ

8 椅子を使った肩立ちのポーズ

がんばりすぎて、切り替えが難しくなった体と心をスローダウン。脳や甲状腺への血流を増やし、ホルモンバランスを整える効果も。

ポーズの効果 | 内臓下垂の引き上げ／血圧の調整／ホルモンの調整

1 椅子のきわにお尻をつけて座る

壁に椅子の背をつけて置き、椅子の手前ギリギリにお尻がくるようにひざを曲げて座る。

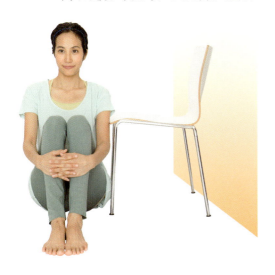

2 床に手をつき両足をアップ

床に両手をついて、お尻の位置はキープしたまま、足を横から持ち上げる。

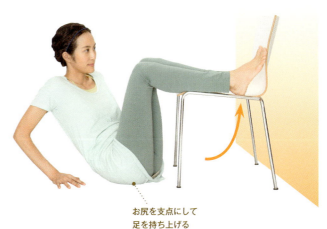

お尻を支点にして足を持ち上げる

3 ふくらはぎを椅子にのせた姿勢をとる

椅子の座面にふくらはぎをのせ、手のひらを下に向けて上半身は床に休ませる。

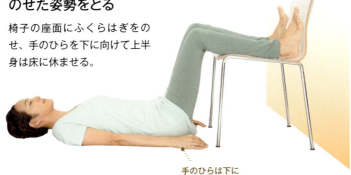

手のひらは下に向けて床に置く

NEXT →

8 椅子を使った肩立ちのポーズ

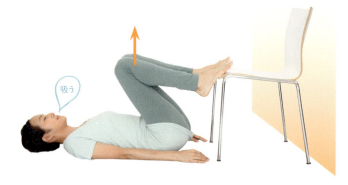

4 足裏を椅子にかけてお尻をアップ

足裏を椅子のふちにかけて、手を床についた姿勢からお尻を持ち上げていく。

5 手で腰を支えたら足裏を椅子に

お尻を上げきったら両手で腰を支え、ひじ同士を近づけて土台を安定させる。続いて足裏の全体を椅子の座面に置き、しばらくキープ。

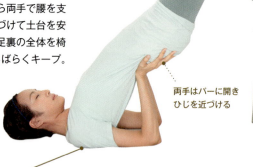

足裏は少し遠くへずらしてもOK

両手はバーに開きひじを近づける

POINT
腕の外側に体重をかける
首に負荷がかからないよう、肩〜腕の外側に体重をかけるのを意識。ポーズを長く安全にキープするポイントです。

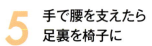

6 腰をおろしてしばらく休む

ひじを外側に開き、腰をゆっくりおろして戻る。ふくらはぎを椅子にのせ、お尻を少しずらして手は上向きで休む。

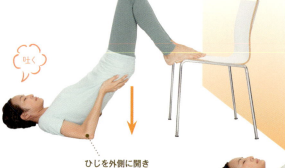

ひじを外側に開き腰をおろしていく

9 椅子に足をかけるポーズ

黄体期に、特に滞りやすい下半身のめぐりを改善。副交感神経の働きを高めて神経を鎮静化、静かでおだやかな心の状態に導きます。

ポーズの効果 | 下半身の疲れ・むくみ解消／不安感をやわらげる

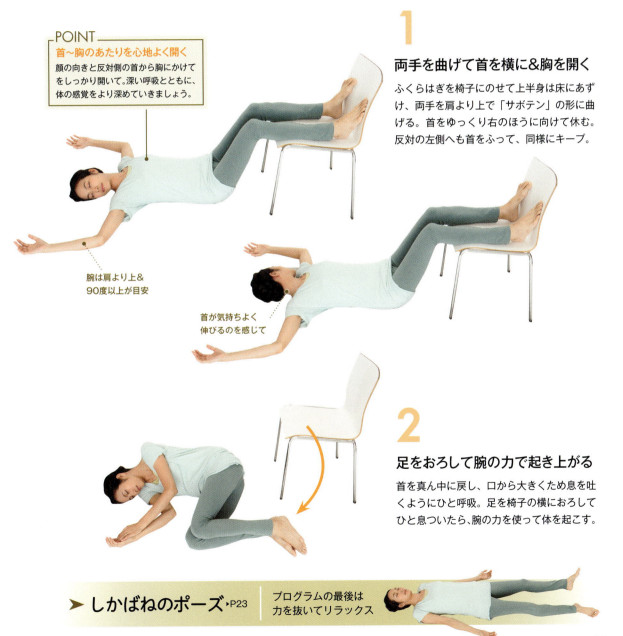

POINT
首〜胸のあたりを心地よく開く
顔の向きと反対側の首から胸にかけてをしっかり開いて。深い呼吸とともに、体の感覚をより深めていきましょう。

1 両手を曲げて首を横に&胸を開く

ふくらはぎを椅子にのせて上半身は床にあずけ、両手を肩より上で「サボテン」の形に曲げる。首をゆっくり右のほうに向けて休む。反対の左側へも首をふって、同様にキープ。

腕は肩より上＆90度以上が目安

首が気持ちよく伸びるのを感じて

2 足をおろして腕の力で起き上がる

首を真ん中に戻し、口から大きくため息を吐くようにひと呼吸。足を椅子の横におろしてひと息ついたら、腕の力を使って体を起こす。

➤ **しかばねのポーズ** ▶P23 | プログラムの最後は力を抜いてリラックス

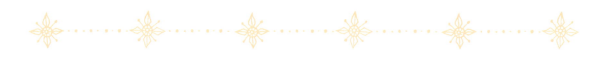

Moon Cycle Column ❸

パソコン・スマホの使いすぎによる トラブルから身を守るための アーユルヴェーダの知恵と工夫

　インドから来日したアーユルヴェーダ医師が、電車に乗っている人がみなスマホをいじる様子を目にして「日本の人は、ヴァータ（神経を支配するエネルギー）を休める時間がないですね」と話されたそうです。すでにパソコンやスマホなしでは考えられない現代の生活ですが、何時間もまぶしい光源を注視したり、画面の細かな文字を追うことは、私たちの祖先にはありえなかった不自然な行為。特に、**男性よりエネルギーの影響を繊細に受けやすい女性**にとって、こうした電子デバイスの取り扱いには注意が必要です。

　視神経が脳に直接つながる目は「**むき出しの脳**」ともいわれ、**マインドを刺激し続けてヴァータ（風）・ドーシャを乱します**。仮想空間に深く入り込み、必要ないものに欲望をかき立てられたり、妄想にとらわれたり……。SNSに夢中になる人も多いようですが、こうした結果「**今・ここ**」**にいるリアルさから私たちを遠ざけ**、エネルギーを本当に大切な自分自身や愛する人たちへと注ぐかわりに、どこか遠くへ分散させているのです。

　さらに、**目を酷使するライフスタイルはピッタ（火）・ドーシャをも乱し**、キリキリした頭痛、目の充血、動悸や高血圧を招きます。また、スクリーンを凝視してまばたきを忘れ、呼吸は浅く、自律神経は活動・緊張モードの交感神経が優勢に。血流が悪化することで相対的に骨盤の内側が緊張し、**子宮や卵巣の婦人科系トラブル**も引き起こします。

　酷使した目を休ませるためには、日没後はパソコン・スマホを控えること、電磁波から離れる時間をつくり、寝室に携帯を持ち込まないこと。**ピッタのエネルギーが支配的になる夜10時〜午前2時**は内的な消化・代謝が活発になるため、特にこの時間帯は目を休め、なるべく早い時間に寝ることを心がけましょう。

　冷たい牛乳にローズウォーターを加え、コットンに浸して軽くしぼったものをまぶたに置いて休ませるのも、**目の熱（ピッタ）を鎮静化する**のに効果的。また、オフィスでのパソコン作業の合間にはスプレー容器に入れた**ローズウォーターを30分おきくらいに頭や顔へ吹きかけ、深呼吸する**のもおすすめです。

　文明の利器は、あくまで生活を便利にするためのツール。本当に大切な、価値あるものごとを追いやってしまう使い方はちょっと考えものです。ヨガや瞑想などで自分自身にふれる時間をとったり、自然の息吹を感じる場所で過ごすなどで**体本来が宿している自然な能力を目覚めさせていく**ことを、これからの時代はもっと大事にしていきたいですね。

Part3
卵胞期
（月経後）
Active Time Program

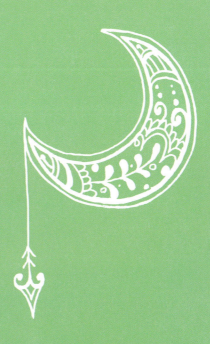

卵胞期 の過ごしかた
（月経後）

キーワードは

安定

活動モードに入るこの時期は
心と体が本来持っている
健康の「土台」を整える意識を

この時期に起きる体と心の変化は?

　女性の体では、月に1回生まれる原子卵胞の成長に合わせて子宮内膜が厚みを増し、このとき盛んに分泌されるのが女性ホルモンのエストロゲン（卵胞ホルモン）。新陳代謝を活発にして肌や髪を美しく保つ、バストにハリを与えて女性らしい体をつくる、骨にカルシウムをたくわえるなどの働きで知られます（→P10）。関節の柔軟性も高まることで、もともと体のやわらかい人は関節まわりに痛みを感じる場合もあります。

　精神的には、女性らしくゆったりした状態をエストロゲンが促し、性欲も高まります。妊娠を希望する場合は、卵胞期の後半にかけてが最適な時期といえるでしょう。

　心身ともに安定しやすいこの時期は、ふだん使うことの少ない体の部分を動かして土台を整え、バランスをくずしがちな「台風」の時期に備えたいもの。自分の体重によって負荷をかけるヨガなどで骨密度を高め、骨を支える筋肉をつくり、目と脳に負担をかけがちな体を満足させてあげましょう。

　うつ傾向が強い人やベビ待ちさんは、この時期も癒しを促進するリストラティブなポーズや時間をとるのがおすすめ。そうでない人も無理にがんばらず、「ちょっとアクティブ」くらいを意識して過ごすのがちょうどいいのです。

この時期のアーユルヴェーダの
エネルギータイプ

カファ
KAPHA
水

　月経後から排卵にかけて、子宮内膜が厚く増殖する時期は「重・油・冷」の性質を持つカファ・ドーシャ（→P26）が優勢になる時期。ほかのドーシャにくらべて安定した特性を持つ反面、カファが増えすぎてバランスをくずすとだるさや眠けをもよおしたり、肥満になりやすい傾向にあります。冷たい・油っぽい食事は避け、体を冷やさない・怠惰にならないように意識しながら、適度に動くように心がけていきましょう。

おすすめセルフケア

ごま油のオイルマッサージ「アビヤンガ」で足先をほぐして1日の疲れを癒す

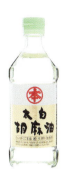

スーパーなどにある「太白ごま油」をそのまま使用すればOK。余裕があれば、一度、加熱処理（キュアリング）すると吸収力や抗酸化作用がアップ。底の厚い鍋に入れて弱火にかけ、温度計を使って100～120℃になったら2～3分キープし、火を止めて冷ます。

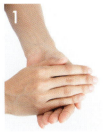

1. オイルは小さな容器に入れてお湯を張った大きめのマグカップなどにつけるか、両手で包んであたためる。

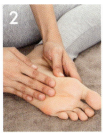

2. 足元に汚れてもOKなタオルやマットを敷き、足裏全体にオイルを塗ってこすり、摩擦熱で吸収を高める。

アーユルヴェーダで「アビヤンガ」と呼ばれるオイルマッサージ。アーユルヴェーダの古典『チャラカ・サムヒター』では足裏のマッサージについて、周辺の静脈や靱帯に働きかけて足のこりや疲れなどをとり除くほか、ヴァータ・ドーシャ（風のエネルギー）をしずめる効果が伝えられています。疲れやすい現代生活で蓄積されやすいヴァータはさまざまな婦人科系トラブルを招く原因となり、特にヴァータがたまりやすい足は、アビヤンガで重要な3つのポイント（頭・耳・足）のひとつとされているのです。

ごま油を使ったアビヤンガはその効果が古くから知られ、時間にして約5分、やり方も簡単です。1日の終わり、入浴後などに疲れがたまった足先をほぐし、安らかな眠りに導かれましょう。

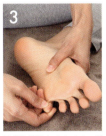

3. 足指を解放させるイメージで、指先や指の間にもオイルをすり込む。かかとや足の側面にもまんべんなく。

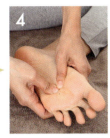

4. 最後はこりを感じる部分を心地よくプッシュ。油分が気になれば足首にのばすか、靴下をはいて浸透させて。

卵胞期に適したヨガについて

心肺機能を高めて筋肉のバランスを整え体力に合わせた練習を

呼吸に合わせて体を動かす「ヴィンヤサ」という練習で、適度に心肺機能に負荷をかけましょう。さらに下半身を鍛えるポーズや後屈などで、筋肉のバランスを整えます。そのときの体力に応じてポーズ数を選び、気分でリラックスポーズもとり入れて。

▶▶▶ 次ページからヨガプログラムがスタートします！

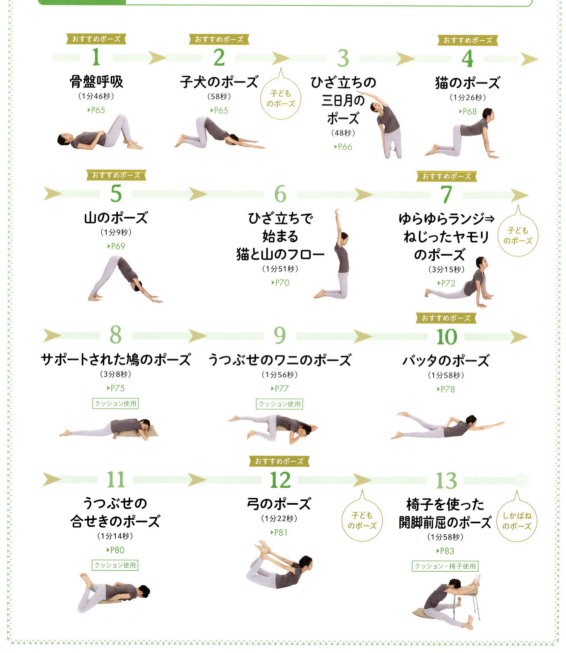

> おすすめポーズ

1 骨盤呼吸
⇒くわしい解説はP24もCheck

1 子宮をやさしく抱きしめるように息を吐く
あおむけでひざを立て、子宮に手を当てて目を閉じる。吐く息で骨盤底筋、腹部をやさしく引き上げていく。

2 吸う息で全身を新鮮なエネルギーで満たす
吸う息でおなかがふっくら、骨盤の内側がゆるんで広がり腰はやや反りぎみに。自然な呼吸で1〜2を繰り返す。

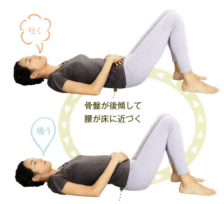

骨盤が後傾して腰が床に近づく

吸う息で腰がやや反りぎみに

> おすすめポーズ

2 子犬のポーズ

ひざを曲げることで、心地いい背骨の伸展が感じられるポーズ。縮まった姿勢で1日を過ごす人には、特にすばらしい効果を発揮します。

ポーズの効果 | 猫背の改善／自律神経の調整／気分を明るく

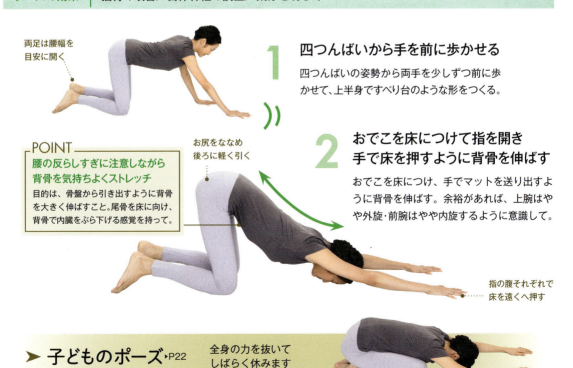

両足は腰幅を目安に開く

1 四つんばいから手を前に歩かせる
四つんばいの姿勢から両手を少しずつ前に歩かせて、上半身ですべり台のような形をつくる。

POINT
腰の反らしすぎに注意しながら背骨を気持ちよくストレッチ
目的は、骨盤から引き出すように背骨を大きく伸ばすこと。尾骨を床に向け、背骨で内臓をぶら下げる感覚を持って。

お尻をななめ後ろに軽く引く

2 おでこを床につけて指を開き手で床を押すように背骨を伸ばす
おでこを床につけ、手でマットを送り出すように背骨を伸ばす。余裕があれば、上腕はやや外旋・前腕はやや内旋するように意識して。

指の腹それぞれで床を遠くへ押す

➤ **子どものポーズ** ▸P22　全身の力を抜いてしばらく休みます

65

3 ひざ立ちの三日月のポーズ

大腿骨のつけ根に体重をかけ、骨密度を高めるポーズ。安定した姿勢で体側を伸ばし、胸を大きく開くことで深い呼吸を促します。

ポーズの効果 | 骨密度を高める／呼吸を深める／気分をリフレッシュ

Part3 卵胞期（月経後）プログラム Active Time Program

1 正座からお尻を上げひざ立ちの姿勢に

最初は正座からスタート。続いてお尻を持ち上げ、ひざ立ちの姿勢になる。

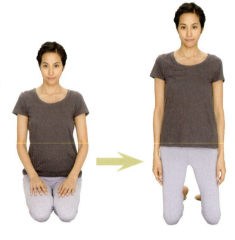

2 両手を頭の上に大きく伸ばす

息を吸いながら、手のひらを正面に向けて、両手を頭の上に大きく伸ばす。このとき、背骨の長さを引き出すような意識を持って。

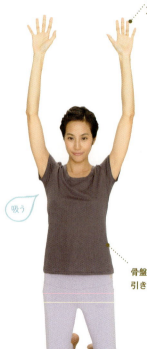

手のひらを正面に向ける

吸う

骨盤から背骨を引き出すように

3 右手をおろして太ももの横に

動きに入る前の準備ポーズとして、右手をおろして太ももの横につけ、上に伸ばした手は内側に向ける。

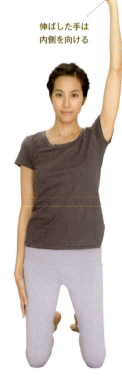

伸ばした手は内側に向ける

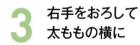

66

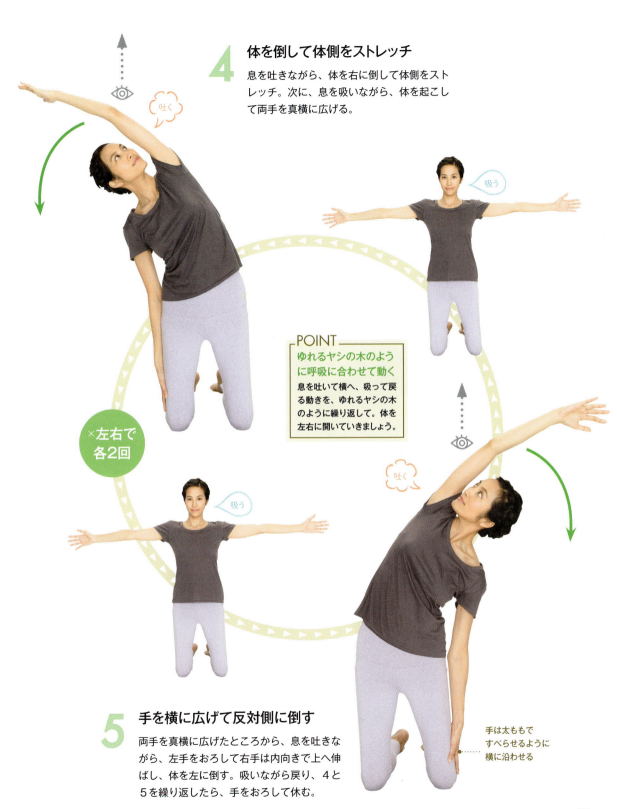

おすすめポーズ

4 猫のポーズ

脊椎と骨盤の間をしなやかに整え、たまった疲労をやわらげます。体全体の動きを調和させ、スムーズな働きを取り戻すポーズです。

ポーズの効果　｜　自律神経の調節／姿勢のゆがみ改善／腰〜背中のこり改善

Part3 卵胞期（月経後）プログラム Active Time Program

1 両手の指を広げて四つんばいに

四つんばいの姿勢をとり、両足は腰幅を目安に開く。両手は肩幅くらいで指を大きく広げて床をしっかりとらえる。

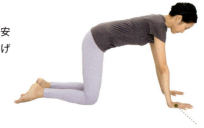

両手の指は大きく「パー」に広げる

2 息を吐きながらしっぽを丸める

息を吐きながら、尾てい骨（またはお尻の穴）を床に向け、しっぽを丸めた猫のように、背中を丸めておへそをのぞき込む。

肩甲骨の間をふくらませる

吐く

手で床を押す

×5回

3 息を吸いながらしっぽを立てる

息を吸いながら、しっぽを立てた猫のように尾てい骨から背骨を立ち上げ、胸を開いて顔を上に向けていく。頭の力は抜き、呼吸に合わせて2と3の動きを繰り返し、四つんばいに戻る。

POINT　骨盤から動き始めて背骨をしなやかに
背中の曲げ＆反らしは、骨盤の尾てい骨から動きをスタート。背骨ひとつずつを伝言ゲームのように動かして。

吸う

肩を後ろへ引き胸を開いていく

おすすめポーズ

5 山のポーズ

骨盤を高く持ち上げて子宮を内臓の重さから解放し、体の背面全体を心地よくストレッチ。顔色を改善し、気持ちの切り替え効果も大。

ポーズの効果 │ 手首の骨密度UP／内臓機能の改善／気分をリフレッシュ

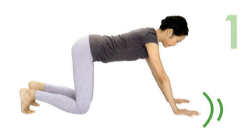

1 四つんばいで手を前に歩かせる

両足は腰幅、両手は肩幅に開いた四つんばいの姿勢からスタート。手を少し歩かせて、手のひらひとつ分くらい前に出す。

2 つま先立ちでお尻を持ち上げる

足のつま先を床に立てたら、息を吸いながら、お尻を高く持ち上げる。さらに、少し足踏みするようにしてポーズの土台を安定させる。

吸う

足踏みで土台を安定させる

3 足をつけて背中全体を伸ばす

息を吐きながら、腰をななめ後ろに引くようにお尻を高く持ち上げる。呼吸に意識を向け、手足へ均等に体重をかけて背中全体を気持ちよく伸ばして。最後は四つんばいに戻る。

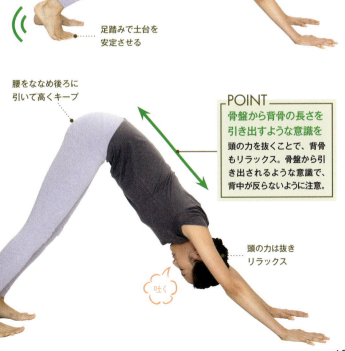

腰をななめ後ろに引いて高くキープ

POINT
骨盤から背骨の長さを引き出すような意識を
頭の力を抜くことで、背骨もリラックス。骨盤から引き出されるような意識で、背中が反らないように注意。

EASYポーズ かかとを浮かせてキープしてもOK

体がかたい人は足の裏全体を床につけなくても構いません。手足へ均等に体重がかかるように、安定した位置を見つけましょう。

吐く

頭の力は抜きリラックス

6 ひざ立ちで始まる猫と山のフロー

呼吸に合わせた動きが心臓と肺へ適度な負荷をかけ、心身をリフレッシュ。連続したヨガのフローで、脳内の細胞新生を促す働きも。

ポーズの効果 | うつ・気分障害の緩和／内臓の活性化／循環機能の改善

Part 3　卵胞期（月経後）プログラム　Active Time Program

ひざ立ちの伸び

1 息を吸って正座から両手を上げる

正座からスタート。息を吸いながら両手を正面から持ち上げ、同時にお尻を持ち上げながらひざ立ちになり、体を気持ちよく伸ばす。

吸う／あごを軽く引く／×3セット

2 息を吐きながら両手を床に置く

息を吐きながら、両手を床につけて四つんばいの姿勢になる。次のポーズに移りながら、重心を少し前のほうへかけておく。

吐く／重心を少し前にかける

猫のポーズ

3 息を吸いながら「上向きの猫」に

息を吸いながら、骨盤から背骨をひとつずつ立ち上げるようにして胸を開き、顔を上に向けていく。

骨盤からしっぽを立てるように動く／吸う／肩は後ろに引く

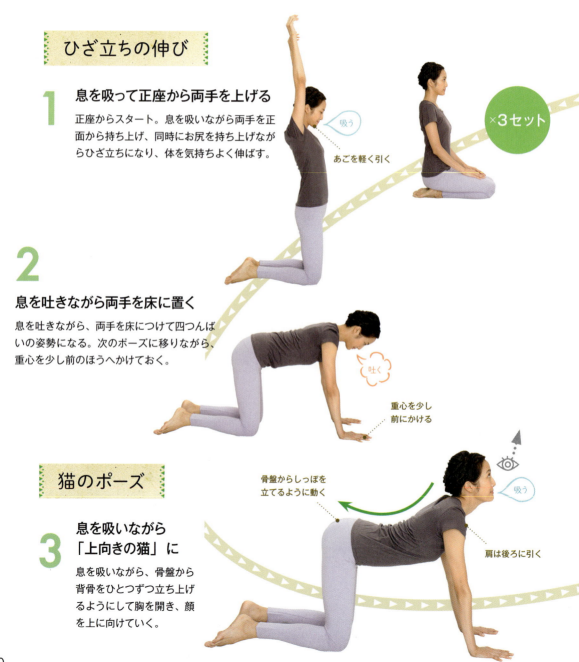

子どものポーズ

8 吐く息でお尻をかかとの上におろす

息を吐きながら、お尻を後ろに引いてかかとの上にのせ、おでこを床に休ませる。呼吸に合わせて1～8を繰り返し、最後は子どものポーズで、しばらく余韻を味わって。

7 吸ってひざをおろし四つんばいに

息を吸いながら、お尻をおろしてひざを床につけ、四つんばいの姿勢になる。

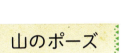

腰をななめ後ろに引いて高くキープ

山のポーズ

6 背中を伸ばしてひと呼吸とる

息を吐きながら、腰をななめ後ろに引くようにお尻を高く持ち上げ、背中を伸ばしてひと呼吸キープ。かかとは床から浮いてもOK。

手足へ均等に体重をかける

頭の力を抜いて背骨を伸ばす

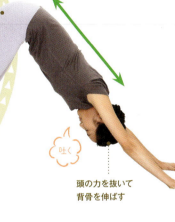

5 吸う息でお尻をアップ

つま先を立てたまま、息を吸いながらお尻を高く持ち上げていく。

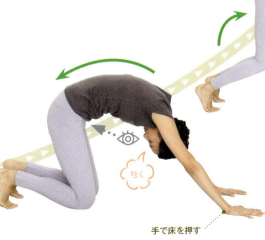

手で床を押す

4 息を吐いて「下向きの猫」に

息を吐きながら、しっぽを丸めた猫のように尾てい骨を床に向け、背中を丸めておへそをのぞき込んだら、つま先を床に立てる。

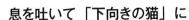

おすすめポーズ

7 ゆらゆらランジ⇒ねじったヤモリのポーズ

股関節を柔軟にして骨盤域の血流をスムーズに。さらに背骨への心地いいねじりによる相乗効果で、内臓のデトックス作用を高めます。

ポーズの効果 | 免疫力の向上／自律神経の調整／便秘の改善

Part 3 卵胞期（月経後）プログラム Active Time Program

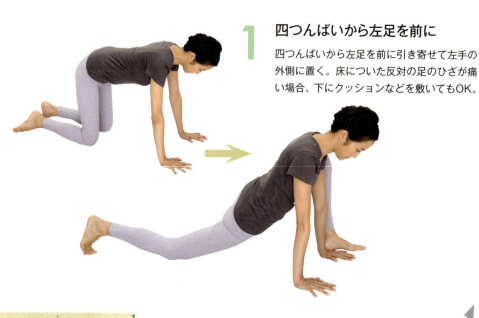

1 四つんばいから左足を前に

四つんばいから左足を前に引き寄せて左手の外側に置く。床についた反対の足のひざが痛い場合、下にクッションなどを敷いてもOK。

ゆらゆらランジ

2 お尻を前に出して胸を開く&目線を天井

太もものつけ根を伸ばすように、お尻を前へ。このとき、曲げた左足の内側を踏み込みながら、伸ばした足のそけい部をしっかり伸ばす。目線は天井へ向け、胸を大きく開いて。

POINT
前後にゆらゆらする動きを呼吸に合わせると効果アップ
吸う息と吐く息は、前後どちらの動きに合わせてもOK。呼吸と動きを合わせると、ポーズの効果が深まります。

足の裏の内側をしっかり踏み込む

太ももの前面とそけい部を伸ばす

そけい部のストレッチ

4
ひじ先を床につけてじんわり伸びをキープ

「ゆらゆらランジ」の動きが真ん中に戻ったら、両ひじから先を床につけ、手を軽く組んでしばらくキープ。左右の足で床を押すようにしながら、伸びている部分をしっかり感じて。

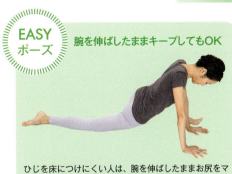

EASY ポーズ — 腕を伸ばしたままキープしてもOK

ひじを床につけにくい人は、腕を伸ばしたままお尻をマットへ近づけてキープ。左右の足は、同じようにしっかり床へつけましょう。

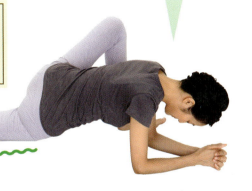

POINT
左右の太ももを軽く内旋させる＆マットを前後に引き伸ばす意識を
マットを前後に伸ばすように左右の足をしっかり床につけて。両足の太ももをわずかに内側へ回旋させると効果的。

伸ばした足の甲はしっかり床につける

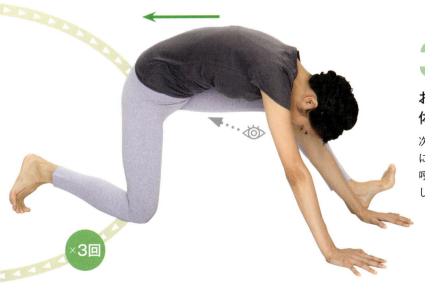

×3回

3
お尻を後ろに引いて体を前後に動かしていく

次はお尻を後ろに引き、体を前後にゆらゆらさせる2と3の動きを、呼吸に合わせてゆっくりと繰り返していく。

73

7 ゆらゆらランジ⇒ねじったヤモリのポーズ

5 最初のニュートラルな姿勢に戻る

そけい部を伸ばしてキープした4の姿勢から、手の力を借りてゆっくり体を起こす。

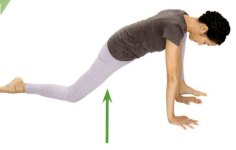

ねじったヤモリのポーズ

6 伸ばした右足を曲げて足先を持つ

伸ばした右足のひざを曲げ、反対の手で足先を持ったら、床についた手でバランスを保ちながら、かかとをお尻の外側に近づける。

曲げた足と反対の左手で足先を持つ

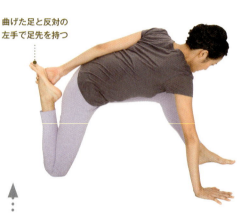

かかとをお尻のほうへ近づける

7 体をひねり胸を開いてキープ

足先を持ったまま、上半身をひねって胸を開き、そけい部を気持ちよく伸ばしてキープ。ゆっくりポーズを戻したら、四つんばいの姿勢からお尻を後ろに引き、いったん子どものポーズで休む。反対側の足も、1から同様に。

POINT
体と相談しながらそけい部をストレッチ
バランスをとりながら、気持ちよく感じる範囲でストレッチ。自分の体と相談して、無理はしないこと。

▶ **子どものポーズ** ▶P22　全身の力を抜いてしばらく休みます

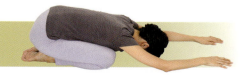

8 サポートされた鳩のポーズ

卵巣へのおだやかな刺激で血流を促進。副交感神経の働きを高め、アクティブな時期に、あえてスローダウンの要素をとり入れます。

ポーズの効果 | 卵巣機能の向上／女性ホルモンの促進／更年期の緩和

1 四つんばいの姿勢から左足を曲げて前に出す

四つんばいの姿勢からスタート。左ひざを曲げて前に出し、右足は後ろへまっすぐに伸ばす。

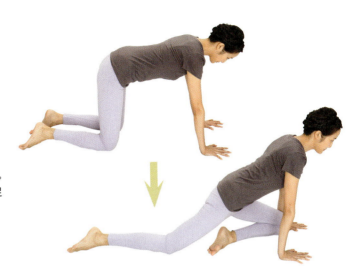

2 かかとが卵巣に当たるように調整

前のほうへ曲げた左足のかかとが、だいたい卵巣の右側（恥骨の上の右側）あたりにふれるようにして位置を調整する。

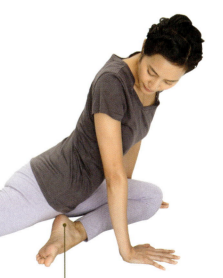

POINT
卵巣へのおだやかな刺激で周辺の血流をスムーズに

そけい部を伸ばす相乗効果で、卵巣周辺の血流をスムーズに。体がかたい人は無理せず、できる範囲で足を曲げて。

NEXT →

8 サポートされた鳩のポーズ

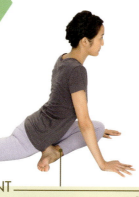

3 曲げた足にクッションを並べる

後ろ足がしっかり伸びているのを確認し、土台が安定したら、曲げた足の上にクッションを置き、その向こうの床にもうひとつ並べる。

足の5本指の爪を床へ均等につける

POINT　クッションの端が下腹部に当たるように並べて
完成ポーズでは、クッションにもたれかかるように前屈。下腹部周辺がやさしく刺激されるのをサポートします。

4 背骨を大きく伸ばしてから前屈

手を床に置き、吸う息で骨盤から背骨の長さを引き出すように大きく伸び上がり、吐きながら、手を前に歩かせていく。

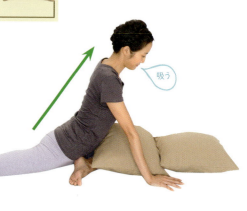
吸う

5 上半身をクッションに休ませる

上半身をクッションの上に休ませたら、呼吸に意識を向けてリラックス。戻るときはゆっくり顔を上げ、手で後ろに歩いて上半身を起こす。反対側の足も曲げて、1から同様に。

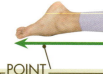
POINT　足先までまっすぐ伸ばして頭からの距離を長くキープ
伸ばした足の甲がしっかり床を押すようにしながら、頭の先から足先までがまっすぐ伸びている感覚を意識して。

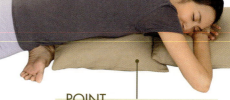
POINT　クッションにもたれかかって上半身を完全にリラックス
おなか、胸、顔の重さをすべてクッションにあずけるように力を抜いて、深いリラクゼーションを味わいましょう。

Part3 卵胞期（月経後）プログラム Active Time Program

9 うつぶせのワニのポーズ

うつぶせの姿勢で腹圧をかけることで、腹式呼吸をより深く。「ラクで居心地いい」癒しのポーズが、リラクゼーション反応を促進します。

ポーズの効果 | 自律神経の調整／腎機能の改善／安眠の促進

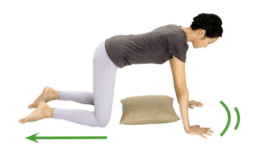

1 四つんばいから手を前に歩かせる

おなかの下にクッションを置いて四つんばいの姿勢をとり、両手を前に歩かせていく。

2 うつぶせでひざとひじを近づける

ひざの位置も少し後ろにずらし、骨盤～おなかをクッションに当ててうつぶせに。右ひざを深く曲げ、上半身も曲げたひざに近づける。

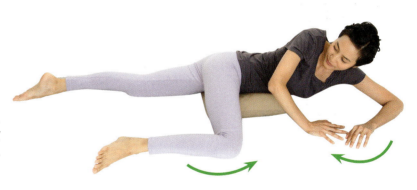

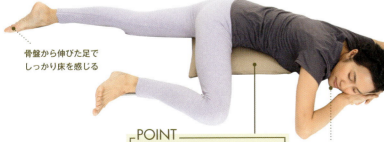

骨盤から伸びた足でしっかり床を感じる

POINT
おなかに当たるクッションで骨盤域への働きをイメージして
吸う息でクッションに当たるおなかのふくらみを、また卵胞期の場合、骨盤底とおなかをやさしく引き上げる。

あご～骨盤底までリラックスさせて

3 呼吸に意識を向けて全身をリラックス

両手を組んで頭をのせ、呼吸に意識を向けて休む。吸う息を深く全身に広げ、吐くたびに全身の力を気持ちよく抜いていく。反対側も2から同様に。

おすすめポーズ

10 バッタのポーズ

パーツで分かれがちな体の感覚を調和に導くポーズ。腹圧をかけた深い呼吸でリラックスすると同時に、気分に明るさをもたらします。

ポーズの効果 | 背中のぜい肉・ボディラインをすっきり／心肺機能の改善

Part3 卵胞期（月経後）プログラム Active Time Program

1 うつぶせから両手を重ねて骨盤に

うつぶせの姿勢からスタートし、両手の甲を重ねて骨盤の上（腰から下の真ん中）に置く。

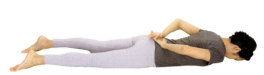

2 息を吸いながら手足を対角に伸ばす

息を大きく吸いながら、左手と右足をななめに伸ばして持ち上げ、息を吐きながら、手足をおろして両手を骨盤の上に戻す。

片手は骨盤の上に置いたままキープ

×3セット

吸う
吐く

3 息を吐きながら戻して繰り返す

続いて、吸う息で右手と左足を大きく伸ばし、息を吐きながらもとのポジションに戻る。呼吸に合わせて、2と3を繰り返して。

吸う

POINT
手と足が綱引きをするイメージで胴体から四肢を長く引き出して

手と足が対角線の上で綱引きをするように、吸う息とともに四肢（それぞれの手足）を長く大きく伸ばしましょう。

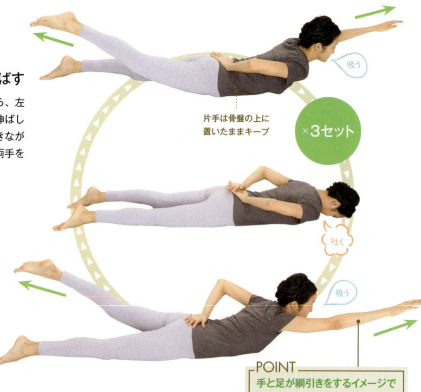

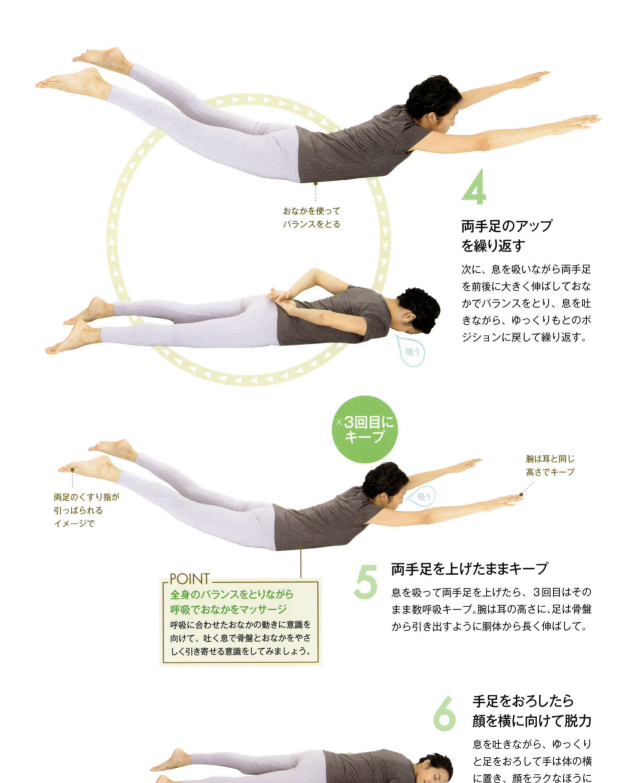

おなかを使って
バランスをとる

4 両手足のアップを繰り返す

次に、息を吸いながら両手足を前後に大きく伸ばしておなかでバランスをとり、息を吐きながら、ゆっくりもとのポジションに戻して繰り返す。

吸う

×3回目にキープ

腕は耳と同じ
高さでキープ

両足のくすり指が
引っぱられる
イメージで

吸う

5 両手足を上げたままキープ

息を吸って両手足を上げたら、3回目はそのまま数呼吸キープ。腕は耳の高さに、足は骨盤から引き出すように胴体から長く伸ばして。

POINT
**全身のバランスをとりながら
呼吸でおなかをマッサージ**
呼吸に合わせたおなかの動きに意識を向けて、吐く息で骨盤とおなかをやさしく引き寄せる意識をしてみましょう。

6 手足をおろしたら顔を横に向けて脱力

息を吐きながら、ゆっくりと足をおろして手は体の横に置き、顔をラクなほうに向けてリラックス。

11 うつぶせの合せきのポーズ

骨盤をやさしく開いて呼吸を深め、心のスピードをスローダウン。下腹部にエネルギーを充満させて、心身の安定をもたらす働きも。

| ポーズの効果 | 月経困難症の改善／自律神経の調整／安眠の促進 |

Part 3 卵胞期（月経後）プログラム　Active Time Program

1 おなか〜骨盤にクッションを置いたうつぶせの姿勢に

おなか〜骨盤の下にクッションを置き、重ねた手に頭を置いてうつぶせに。両足をマットの幅を目安に開いて。

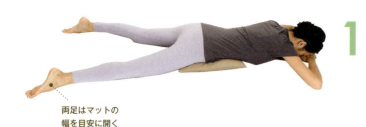

両足はマットの幅を目安に開く

2 子宮を包むように手をおなかに当てる

体を片側ずつ持ち上げながら手をおなかの下に差し込み、指で三角形をつくって子宮のあたりに当てる。

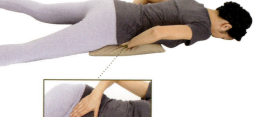

手で三角形をつくり子宮に沿って当てる

3 ひざを曲げて足裏を合わせる

ひざを曲げて足裏を合わせ、体重を体の少し前へ移して安定させる。頭の力は完全に抜き、深い呼吸で全身をリラックス。足を伸ばしてポーズを戻し、重ねた手に頭をのせて休む。

POINT　手がふれているおなかの部分に呼吸を広げるように意識して
吸う息が鼻〜背骨の内側を通り、手でふれた骨盤の内側へ広がるのを感じて。吐くときには全身の力を抜きましょう。

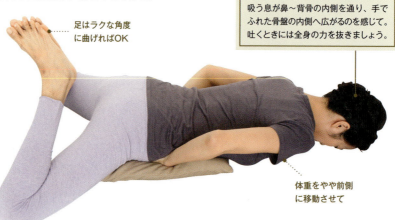

足はラクな角度に曲げればOK

体重をやや前側に移動させて

おすすめポーズ 12 弓のポーズ

背骨をしなやかにいきいきと保ち、胸を開くことで姿勢を美しく。体を前後にごろごろさせて内臓を活性化し、消化能力を高めます。

ポーズの効果 | 集中力アップ／思考をクリアに／消化機能の改善

1 うつぶせの姿勢になり両足をマットの幅に開く

うつぶせの姿勢からスタート。続いて、両足をマットの幅くらいを目安にして開く。

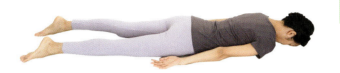

太ももの前側ストレッチ

2 足先を押すようにかかとを近づける

左右の足先をそれぞれの手で持ち、かかとをお尻に近づけてしばらくキープ。太ももの前面が気持ちよく伸びているのを感じて。

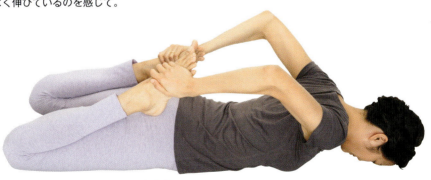

3 両足を持って足裏を天井に

次の動きにうつる前に、両側の足首を持って、足の裏を天井に向ける。

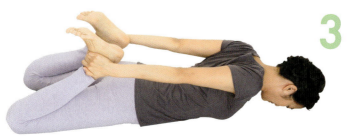

NEXT →

12 弓のポーズ

Part 3 卵胞期（月経後）プログラム Active Time Program

上半身の弓のポーズ

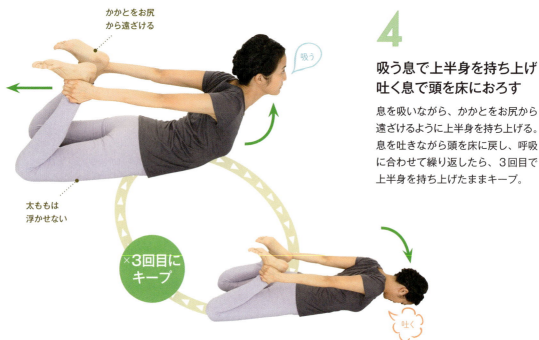

かかとをお尻から遠ざける

太ももは浮かせない

吸う　吐く

×3回目にキープ

4 吸う息で上半身を持ち上げ 吐く息で頭を床におろす

息を吸いながら、かかとをお尻から遠ざけるように上半身を持ち上げる。息を吐きながら頭を床に戻し、呼吸に合わせて繰り返したら、3回目で上半身を持ち上げたままキープ。

前後にゆらゆら

5 おなかで転がりながら前後にゆれる

足首を手でしっかりつかみ直して足の裏を天井に向け、おなかでバランスをとりながら、内臓をマッサージするように前後へゆらす。胸・のどはしっかり開き、目線はおでこへ。

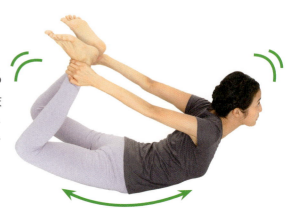

6 ポーズをゆっくりほどいて休む

手足をおろして手のひらを上に向けたら、顔を横に向け、全身をリラックスさせる。

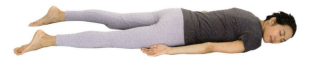

▶ 子どものポーズ ▶P22　全身の力を抜いてしばらく休みます

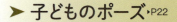
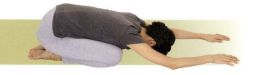

13 椅子を使った開脚前屈のポーズ

骨盤底筋〜内股を無理なくストレッチし、骨盤への血流をスムーズに。がんばりすぎてしまう人の心と体に、静けさを取り戻します。

ポーズの効果 │ 月経サイクルの改善／安眠に導く／ストレス緩和

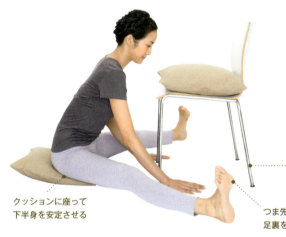

1 開脚座りから手を前へ歩かせる

椅子にクッションをのせて体の前に置き、もうひとつのクッションをお尻の下に敷いて座る。足を左右に開脚し、両手を少しずつ歩かせておでこをクッションに休ませる。

- 自分の柔軟性に合わせて椅子の距離を調整して
- クッションに座って下半身を安定させる
- つま先を立てて足裏を外に向ける

2 上半身を椅子にあずけてゆったり深い呼吸を

両手で椅子の背もたれを持ち、頭の重さをクッションにあずけて休む。内ももの筋肉を伸ばしながら、呼吸に意識を向けてしばらくキープ。最後は体をゆっくり起こしてひと呼吸。

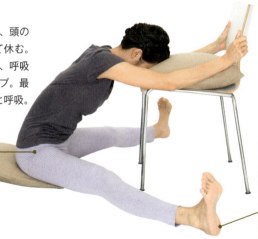

POINT 呼吸のイメージを骨盤の中へと広げて
呼吸が背骨の内側を通り、骨盤の中を「泡立てる」ように、吐く息で体の中を軽く明るくしていきましょう。

POINT 足の筋肉をしっかり働かせながらキープ
上半身は休めつつ、下半身はアクティブに。足首をしっかり曲げ、かかとの内側から遠くへ伸ばしましょう。

▶ **しかばねのポーズ** ▶P23 │ プログラムの最後は力を抜いてリラックス

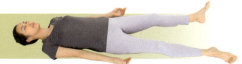

女性の体のリズムに合わせた
アーユルヴェーダの食事法

アーユルヴェーダで重視されるのは、心と体をすこやかに維持するための毎日の食生活。
古代から伝わる知恵を月のサイクルに生かして、自分本来のバランスを取り戻しましょう！

心と体の健康をつくるために欠かせない「医食同源」の考えと食事のサイクル

「あなたの体は食べ物でできている」とよくいわれるように、古代インドより伝わる伝統医学・アーユルヴェーダにおいても、こうした「医食同源」の考えが心と体の健康をつくる根底にあると考えます。アーユルヴェーダの古典『チャラカ・サムヒター』では「正しい食物が人間を健康にする唯一の方法であり、正しくない食物が病気の原因である」とし、ドーシャと呼ばれるエネルギーのバランス（→P26）を整える食事療法の知恵が、現在へと伝えられているのです。

食事の内容もさることながら、アーユルヴェーダが重視するのは「どのように」食べるか、ということ。「アグニ（＝消化の炎）」というエネルギーが正しく働き、病気を引き起こす「アーマ（＝未消化物）」をためないことが大切だと考えます。1日の中でも消化の力が活発となる昼食をメインに、朝と夕食は少し軽めに調節すると、体内時計も整いやすくなるでしょう。

月のサイクルで変化する女性にとっては、そのときの体調に適した食事を心がけることも大切。ドーシャを整える食事を腹七分を目安に、また、体の一部となってくれる命に感謝しながらいただきたいものですね。

古典に記された食事の**10原則**

1. 食べ物は調理された、温かいものでなくてはならない

2. 食べ物はおいしく、消化しやすくなくてはならない

3. 食べ物は適切な量をとり、多すぎても少なすぎてもいけない

4. 前の食事が消化されてからのみ、空腹の状態で食べること

5. いっしょに食べるものは互いの栄養吸収を促進し、阻害してはならない

6. 好ましい環境・食卓の設定で食べること

7. 急いで食べることは、よろしくない

8. 時間をかけすぎて食べることも、よろしくない

9. 食べ物に集中して食べるべし

10. 体質を補強し、精神的、感情的性質に適した食べ物をとるべし

※『チャラカ・サムヒター』より

乱れがちなエネルギーの バランスは調理法を 変えるだけで整えられる

アーユルヴェーダでは、「ドーシャの王」といわれるほどの強い影響力を持つヴァータ（風のエネルギー）。たとえば不規則で神経への刺激などが多い生活を続けるとヴァータ・ドーシャを蓄積させ、排出のエネルギーであるアパーナ（→P31）を乱して、結果的に月経時のさまざまな不調をもたらすと考えるのです。ドーシャのアンバランスはエネルギーの増えすぎで起きるとされ、その性質は調理法によっても変わります。たとえばグラノーラやドライフルーツは「冷・軽・乾燥」などの性質を持つヴァータを乱しますが、原料に水分と油分を加えた消化にやさしいお粥にすれば、逆にヴァータは安定。月経周期や季節を問わず、便秘がちな人にもおすすめのメニューに変身します。

アーユルヴェーダではスパイスの薬効も広く活用され、たとえばナツメグは、子宮や卵巣がある下腹部に蓄積しやすいヴァータを調整。神経を鎮静化させ、循環を促します。寝る前にも適したスパイスなので、朝食だけでなく、小腹がすいたときの夜食にもおすすめですよ。

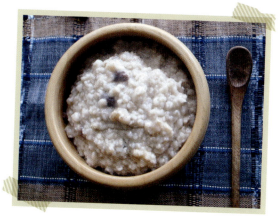

ドライフルーツとナッツの オートミール粥

[材料／2人分]

オートミール……………………………………… 1/2カップ
ドライフルーツ（レーズン、いちじく、プルーンなど好みで）……… 適量
ナッツ（くるみ、アーモンド、ひまわりの種など好みで）……… 適量
ギー………… 大さじ1（粘液性の分泌物がある人は小さじ1/4）
シナモン、カルダモン、ナツメグ（好みで）……………… 適量
水……………………………………………… 200ml

[作り方]

①ドライフルーツ、ナッツはあらく刻む。
②オートミールと水をなべに入れて中火にかけ、まぜながら❶を加えてさらに加熱する。
③水分が減ったら弱火にし、さらに水（分量外）適宜を加えながら、オートミールがやわらかくふくらんだら火を止める。
④ギー、好みのスパイスを加え、よくまぜていただく。

知力や活力を高める働きを持つ 精製バター「ギー」のすすめ

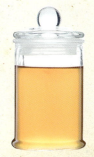

[作り方]

無塩バター400〜500gを底の厚い鍋に入れて中火にかける（ふたをしたり、かきまぜないこと）。液体に変わったら弱火で15〜20分ほど加熱し、沸騰する音が静かになり、表面に薄い泡がかぶさって底に沈澱物がたまっているのを確認。火からおろして粗熱をとり、目の細かいざるか、一度洗って乾かしたさらしでこしたら完成。

バターを精製してできる「ギー」はヴァータとピッタを除去する働きを持ち、アーユルヴェーダでは調理だけでなく外用にも重宝される純粋な油。『チャラカ・サムヒター』によると、知力・体力を高め、精液・生命力を増大、体を柔軟にするほか、子どもを欲する人、若々しさを求める人にもよいとされます。また、消化の炎である「アグニ」のエネルギーを燃え立たせ、消化液の分泌をスムーズに。あたたかいミルクにギーをまぜて夜に飲むと、ヴァータ性の便秘を改善する効果も期待できます。

作り方も簡単で、ほんのり甘い香りは食事の風味も引き立てます。水分や不純物がまざらないよう、常に乾いた清潔なスプーンを使えば常温で数カ月は保存OKなので、ぜひ毎日の生活にとり入れてくださいね。

ヴァータが支配する月経期のアーユルヴェーダと食の知恵

あたたかくて汁気が多く消化しやすい食べ物が浄化の力をサポート

アーユルヴェーダの観点からは、月経中はヴァータ・ドーシャ（風のエネルギー・→P30）が優勢になる時期にあたります。この時期は体が古い組織を排出する方向にエネルギーを集中し、「消化の炎」であるアグニ（消化能力）が不安定になりがち。スープや煮込み、お粥など、あたたかくて汁気の多い、消化しやすい食事を中心にするように心がけましょう。反対に、生食、赤身の肉、チーズなどの乳製品、揚げ物は、消化しにくいので避けたほうがベターです。

また、この時期にあらわれるさまざまな不調は、それまで蓄積したドーシャの乱れを反映しているという考えがあります。その意味でも、体が浄化に向かうこの時期は、毒素がたまることで低下する肝臓の機能を整えるようなメニューがおすすめ。古いホルモンを分解する肝臓のはたらきを促すことで、その結果、乱れた女性ホルモンのバランスを整えることも期待できるでしょう。

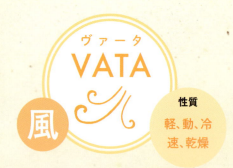

ヴァータをしずめるハーブティー

ラズベリーリーフティー

骨盤域や子宮の緊張を緩和しながら、筋肉の組織を強化してくれるお茶。特にヴァータが支配する座でもある下腹部の子宮と腸へは相性がよいとされ、月経困難症、月経過多、子宮脱などの症状がある人などにもすすめられています。月経のトラブルやお悩みがある人は月経期に限らず、ふだんからお茶として日常的にとり入れるといいでしょう。

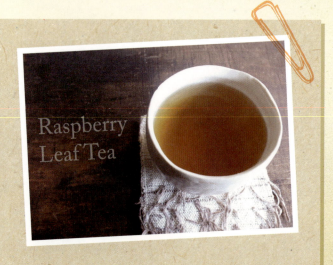

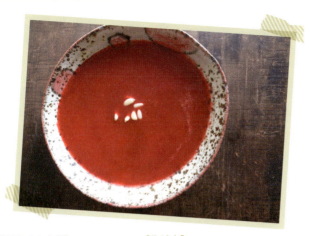

月経期のレシピ①
ビーツとにんじんのしょうがスープ

このスープは肝臓の解毒を促す、いわばホットスムージー。そのためあえて味つけはせず、素材の甘さが引き立つやさしい味に仕上げました。ビーツは血液浄化、造血、滋養強壮などの作用を持ち、ベタシアニンという赤い色素には高い抗酸化作用も。アーユルヴェーダでは同じく造血作用を持つにんじんとともに、貧血で疲れやすい人、妊婦さんや、授乳中の女性にもおすすめです。最後に加えるしょうがは胃腸の働きを高め、この時期に低下しがちな消化や循環機能を高めてくれるでしょう。

[材料／4人分]
ビーツ……………………中1個
にんじん…………………中1本
玉ねぎ……………………中1個
しょうがのすりおろし……………
………………………………1かけ分
なたね油…………………少々
松の実（好みで）………少々
水……………………………適量

[作り方]
①玉ねぎはあらく刻み、にんじんとビーツはいちょう切りにする。
②なべになたね油を中火で熱し、玉ねぎを加えて炒め、にんじんとビーツも加えて全体に油がまわるまで炒める。
③材料がかぶるくらいの水を加えて加熱し、やわらかくなるまで火が通ったらミキサーにかけ、しょうがを加えてまぜる。
④器に盛り、好みで松の実をのせる。

月経期のレシピ②
炊飯器で作るムング粥

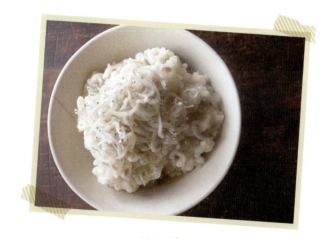

月経期はもちろん、食べすぎた日の翌朝にも最適な手軽で消化のいいお粥です。米×豆を合わせることで必須アミノ酸がバランスよくとれ、またαリノレン酸が豊富で「飲む美容液」ともいわれる亜麻仁油には、細胞の炎症をおさえる効果も（酸化しやすいので食べる直前にかけましょう）。魚や肉は小さなものほど消化しやすいため、まるごと食べられるしらす干しは特におすすめ。ちなみに乾燥したちりめんじゃこでは少しヴァータを乱す性質が加わります。

[材料／2人分]
米（できれば胚芽米）…1合
ムング豆……………大さじ2
昆布…………………5cm角
亜麻仁油（好みで）
……………………………適量
しらす干し（好みで）
……………………………適量

[作り方]
①米をとぎ、ムング豆もさっと水洗いして炊飯器に入れる。
②炊飯器のお粥モードで1合の水分量に対して20％増しの水と、表面をふきんで軽くふいた昆布を加え、数時間～ひと晩、水にひたしてから炊く。
③器に盛り、好みで食べる直前にしらす干しをのせ、亜麻仁油をかける。

ピッタが支配する黄体期のアーユルヴェーダと食の知恵

さまざまな各種栄養素をバランスよくとり入れて心と体を整える

ピッタ・ドーシャ（火のエネルギー・→P44）が過剰になりやすい黄体期は、食欲が旺盛になりやすい時期でもあります。これは「鋭さ」「変質」などの性質を持ち、バランスを乱して極端なことに走りがちなピッタの特徴をあらわすもの。黄体期はプロゲステロン（黄体ホルモン・→P10）の影響で低血糖を起こす人も多いため、毎食のうちで、タンパク質やビタミン・ミネラルをしっかり含んだ食事でバランスをとりましょう。間食がしたくなったら、これらが豊富なアーモンドやくるみなどのナッツ類、季節の果物などがおすすめです。

便秘に悩む人も多い時期のため、食物繊維も大切な要素。また、精神的な落ち着きを求めてアルコールやカフェインの量が増える人もいますが、長期的にはバランスをさらにくずすので注意が必要です。イライラ・不安感などはホルモンバランスのしわざだと理解して、ストレスと上手につき合いながら、極端な食行動などに走らないよう心がけたいですね。

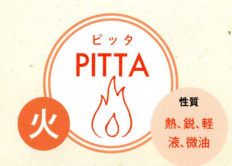

ピッタをしずめるハーブティー

フェンネルティー

PMSによる腹部の重さをやわらげ、神経を鎮静化してイライラを緩和。黄体期からとり入れることで、月経のスムーズな排出を促すこともできるでしょう。体液の循環を促進するため授乳中は乳腺炎の予防・緩和に効果があり、子どもからお年寄りまで安全に飲める、すばらしいお茶なのです。消化のエネルギー「アグニ」を高めるため、食後に少量飲むのもおすすめです。

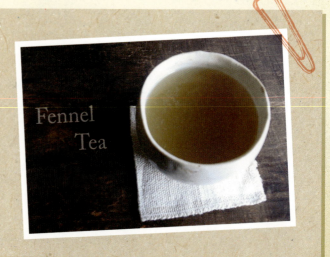

黄体期のレシピ①
キヌアサラダ

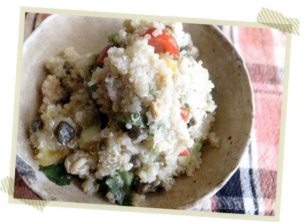

キヌアとは南米原産の雑穀で、良質なタンパク質に加えて女性が不足しがちな鉄分や亜鉛、カルシウムなどの微量ミネラルを豊富に含むスーパーフード。すぐれた栄養バランスで、ゆらぎやすい時期の体を整えます。さらに香菜（パクチー）はピッタを整える働きにすぐれ、健胃・整腸作用のほか、神経の緊張をほぐし、イライラや不眠の解消に効果があるとされています。また、レモン汁にはヴァータをしずめてピッタを解毒する働きがありますが、これにオリーブオイルをまぜると腸内にガスが発生するのを抑えるとされ、便秘になりがちなこの時期にもぴったりな食べ合わせといえるでしょう。

[材料／4〜5人分]
- キヌア……80g
- ミニトマト…8個（またはトマト適量）
- アボカド……1/2個
- 香菜（パクチー）……適量
- ナッツ（松の実など）……大さじ約2
- 水……500ml
- A
  - オリーブの実（または塩抜きしたケッパー）……大さじ約2
  - レモン汁（またはホワイトワインビネガー）……大さじ2〜3
  - EXバージンオリーブオイル……適量
  - 塩、こしょう……各適量

[作り方]
① キヌアは目の細かいざるで洗ってなべに入れ、水を加えて中火にかける。沸騰したら弱火にし、水けがなくなったら水（分量外）を少量ずつ足していく。
② キヌアの粒からしっぽのようなものが見え、指でつぶれるやわらかさになったら火を止め、ふたをしてしばらく蒸らす。
③ ミニトマトは4等分し、香菜は小口切り、アボカドはひと口大に切り、刻んだナッツ、❷とともにボウルに入れる。
④ Aを合わせたマリネ液を加えてまぜ合わせ、塩・こしょうで味をととのえる。

黄体期のレシピ②
レバーとひよこ豆の煮込み

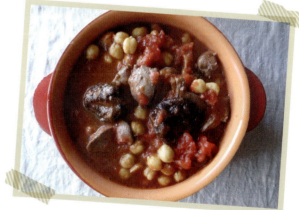

女性のライフサイクルで失われがちな鉄分は、月に数回のレバーなどで積極的に補給したいもの。ただし肉の中でも内臓は消化に重いため、胃腸が弱い人は量を控えめに。トマトは長く煮込みすぎると酸味がアップし、ピッタを増やす可能性があります。スパイスの中でもクミンシードはすべてのドーシャをバランスよくし、消化を促進しながら腸内でミネラルの吸収をサポート。アーマ（未消化物）という毒素を排出する効果もあり、定期的に摂取することで月経痛を改善するともいわれています。

[材料／2〜3人分]
- 鶏レバー……150g
- トマト缶……1缶（400g）
- ひよこ豆……1缶（400g）
- プルーン……5個
- にんにく……1かけ
- バルサミコ酢……大さじ2
- クミンパウダー……小さじ1/4
- 塩、こしょう……各適量
- なたね油……少々

[作り方]
① ひよこ豆は軽く水洗いし、余裕があれば薄皮をとる。レバーはひと口大に切り、脂肪や血合いをとり除き、ともに水けをきっておく。
② にんにくはみじん切り、プルーンは種をとってあらく刻む。なべになたね油を中火で熱し、にんにくを炒める。香りが立ったらレバーを加え、表面の色が変わったら、ひよこ豆、プルーン、トマトも加えて弱火〜中火で煮込む。
③ レバーに火が通ったらバルサミコ酢を回しがけ、クミンパウダー、塩・こしょうで味をととのえる。

カファが支配する卵胞期のアーユルヴェーダと食の知恵

調子がいい時期だからこそ
エネルギーバランスを
乱さない食生活を意識して

体と心を安定させる性質を持つカファ・ドーシャ（水のエネルギー・→P62）が優勢になり、比較的「調子がいい」と感じる女性が多い卵胞期。エストロゲン（卵胞ホルモン）が増加して肌や髪のツヤが増し、骨を丈夫にする作用も高まるため（→P10）、この働きをサポートするビタミン・ミネラル豊富な季節の野菜や果物を意識してとるようにしましょう。

調子がいいと活動的になりすぎ、疲れをためる人が多い時期ですが、ねっとりとした乳製品（ヨーグルト、チーズ）、揚げ物や冷凍食品はカファのバランスを乱すうえ、消化に負担がかかるため注意が必要です。また、女性はすべての時期でヴァータ・ドーシャの乱れを意識したいものですが（→P85）、生だとヴァータを増やす食材も、加熱したり、あたため効果のあるスパイス、ギーなどの油分を加えることで調整することができます。調子のいい時期だからこそ、かけがえのない自分を大切にすることを積み重ねていきたいですね。

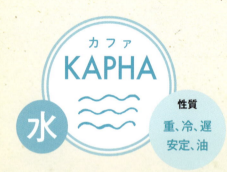

カファをしずめるハーブティー

トゥルシー&しょうがティー

トゥルシー（別名ホーリーバジル）は強い抗酸化作用で知られ、電磁波に長時間さらされたり、ストレスを感じたときなどにもおすすめです。しょうがはサットヴァ（純粋）な性質を高め、体内にたまった粘液や毒素を燃やして排出。おろして茶葉とともにポットに加え、こしていただきましょう。冷えによる月経痛や関節痛に悩む人は、このお茶をふだんから飲むと効果的です。

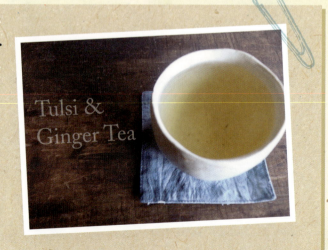

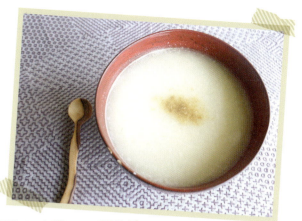

> 卵胞期のレシピ①

カリフラワーの白みそポタージュ

カリフラワーに豊富なビタミンCは、加熱による損失が少ないのが特徴。この時期によくなる肌の調子を底上げするほか、糖の代謝を促して疲労物質を排出するビタミンB_1、脂質を効率よく燃やして皮膚や粘膜の健康を保つビタミンB_2も豊富。まさに、体の内側から美しくなれる野菜なのです。ただし、これらキャベツ科の野菜はヴァータを乱し、おなかにガスを生みやすい食材の代表格として知られます。けれど加熱するとその性質がおさえられるため、うまく調整してとり入れたいですね。

[材料／4人分]

- カリフラワー……1/2個
- 玉ねぎ……中1個
- だし汁（かつおだしなど）……約300ml
- ギー……大さじ1
- コリアンダーパウダー……小さじ約1
- 白みそ……大さじ1
- しょうがのしぼり汁適量
- 塩、こしょう……適量

[作り方]

①玉ねぎはみじん切りにし、カリフラワーは洗って小房に分ける。
②ギーをなべに入れて中火で熱し、玉ねぎを透明になるまで炒め、カリフラワーを加えて炒め合わせる。
③水（分量外）をかぶるくらいまで加え、10〜15分ほど煮込んでカリフラワーがつぶせる程度にやわらかくなったら、ミキサーに移して撹拌する。
④❸をなべに戻してだし汁を加え、好みの濃さにしたら白みそをとき入れる。コリアンダーパウダー、しょうがのしぼり汁も加え、塩・こしょうで味をととのえる。

> 卵胞期のレシピ②

スパイス煮りんご

栄養豊富なりんごも生で食べるとヴァータを乱すとされるため、加熱してアップルパイの具のようなおやつにアレンジ。デーツやレーズンも造血作用を持つ女性におすすめの食材ですが、やはりそのままでは「乾燥」の性質を持つヴァータを増やすため、煮たり、水でもどして食べるのがおすすめです。さらに、体をあたためて冷えをやわらげ、体液の循環や毒素の排出を促すシナモン、消化や脂肪の燃焼を促し、口臭を防ぎ、気持ちを安らげてリラックスさせるカルダモンなど、スパイスの効果も存分にとり入れて仕上げました。

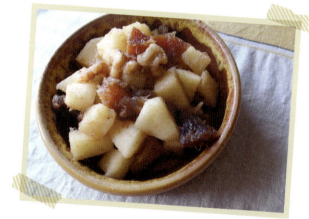

[材料／2人分]

- りんご……1個
- ドライフルーツ（レーズン、デーツ、アプリコット、いちじくなど好みで）……適量
- ナッツ（くるみ、アーモンドなど好みで）……適量
- ギー……大さじ1
- カルダモン……小さじ1/8
- シナモン……小さじ1/8
- 水……約100ml

[作り方]

①りんごは皮をむいたものをひと口大に切り、ドライフルーツとナッツは適当な大きさに刻む。
②底の厚いなべにギーを入れて弱火で熱し、りんごを炒める。ドライフルーツとナッツを加え、水も加えてりんごにしっかり火が通るまで5分ほど煮る。
③火を止めたら、カルダモンとシナモンをふり入れて味をととのえる。

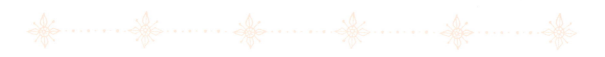

Moon Cycle Column ❹

ライフサイクルとともに移りゆく
エネルギー=ドーシャに合わせて
人生を幸せに生きる方法

　アーユルヴェーダでは、女性のライフサイクルにおいてもドーシャ（エネルギー）のバランスが移り変わると考えます。誕生〜月経周期が安定し、心身の土台をつくる若年期をつかさどるのが、水のエネルギーであるカファ。この時期は生活習慣を整え、専門分野の勉強をするなど、将来への基盤をしっかりつくることが大切です。社会に出て活動する人生の中盤期は、火のエネルギーが支配するピッタ。仕事や育児などに追われ、他のものごとと折り合いがつかずに悩む人も多い時期です。けれど選択肢に迷ったら、いつでも本来の幸せに近づくほうを選んで。人生の本当の目的は「幸せであること」であり、それこそが私たちの自然な姿だと思い出しましょう。
　さまざまなしがらみから自由になり、軽やかに生きる更年期以降は、風の性質を持つヴァータが優勢になります。この時期は心や体がカサカサに乾くような事柄は避け、マッサージや温泉に行ったり、人間関係においても自分にうるおいを取り戻す時間を積極的につくること。目に見えないものへの関心が高まる時期でもあるため、瞑想や呼吸法などもおすすめです。また、自分らしくあること、感情を抑圧せずに表現することは特に大切です。
　全体を通して、体力はカファ＞ピッタ＞ヴァータの順に低下。年齢とともに疲れを感じやすくなるのはアーユルヴェーダ的にも自然なため、エネルギーをかしこく配分することが大切なのです。ちなみに初潮を迎える平均は戦後で16〜17才だったのが、徐々に低年齢化して今では11〜12才。現代における閉経年齢の平均は、世界的にほぼ同じで約51才です。やがて迎える更年期に向けては、若いうちからしっかり運動することが骨密度の貯金につながるもの。健康的なライフスタイル、働き方や人間関係も含めた基盤を築き上げることが、ゆらぎやすい更年期以降をすこやかに過ごす準備にもなるんですね。
　ヴァータ世代にとって、ヨガのポーズでふだん使わない体の動きをすることは、脳を活性化して老化予防にも役立ちます。閉経後、エストロゲン（卵胞ホルモン）の急激な減少で進行する骨粗しょう症を防ぐ意味でも、定期的な運動で骨を維持するのはとても大切。一方で、うつの人に多く分泌されるコルチゾールというホルモンには、骨密度を低下させる作用があると知られています。たくさん笑い、涙を流してイヤなことは忘れ、上手に気分をリフレッシュさせる方法を身につけること。それが、ヴァータ世代を軽やかに乗り切るコツといえるでしょう。

女性のライフサイクル別

お悩み対策プログラム

Onayami Taisaku Program

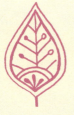
Infertility

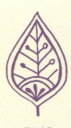
PMS

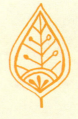
Menopause

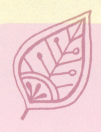

女性のライフサイクル別
お悩み対策プログラム①

ベビ待ちさん

妊娠の可能性を高めるためには、骨盤域を流れる血液の量を増やし、リラクゼーションを促進するようなヨガがおすすめです。赤ちゃんにとって居心地のいい子宮をイメージしながら、心と体を整えていきましょう。

アメリカのハーバード大学で行われた研究では、ヨガとリラクゼーションを練習した女性のグループは、そうでないグループに比べて妊娠する確率が3倍に上昇したことを報告しています。このプログラムで期待される効果のひとつが、骨盤域のめぐりをよくして子宮動脈拍動指数（＝子宮を流れる血液の量）を増やすこと。また、過度のストレスは子宮内の血管を収縮させたり、GnRH（性腺刺激ホルモン放出ホルモン）の分泌をさまたげることも。特に不妊治療中の女性はストレスホルモンの数値が高くなりがちなため、骨盤域のめぐりを改善して神経を鎮静化させ、有酸素運動的なポーズで気分を爽快にしたり、骨盤域へのイメージをふくらませる呼吸もおすすめです。

また、ヨガに加えて食事や生活全体を規則正しく整えたり、五感を喜ばせる美しいものにふれるなども大切なこと。赤ちゃんがやってきたくなるような居心地いい子宮をイメージして、ゆったりした気分になれる時間を過ごしたいものですね。

【 ベビ待ちさんへのアドバイス 】

- 激しい活動はひかえてスローダウン
- 滋養に満ちた消化にやさしい食事をとる
- 心から幸せと感じる時間を増やす
- 環境汚染物質を避ける

| プログラムの
やり方 | A〜Jのポーズと、リラックスポーズを以下の順番で行うのが基本です。
時間がない人は おすすめポーズ を優先し、それ以外のポーズは好みで追加してください。 |

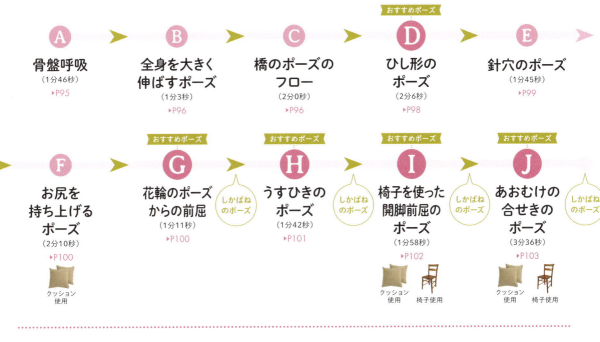

A 骨盤呼吸 (1分46秒) ▶P95
B 全身を大きく伸ばすポーズ (1分3秒) ▶P96
C 橋のポーズのフロー (2分0秒) ▶P96
D ひし形のポーズ (2分6秒) ▶P98 〈おすすめポーズ〉
E 針穴のポーズ (1分45秒) ▶P99

F お尻を持ち上げるポーズ (2分10秒) ▶P100 クッション使用
G 花輪のポーズからの前屈 (1分11秒) ▶P100 〈おすすめポーズ〉 しかばねのポーズ
H うすひきのポーズ (1分42秒) ▶P101 〈おすすめポーズ〉 しかばねのポーズ
I 椅子を使った開脚前屈のポーズ (1分58秒) ▶P102 〈おすすめポーズ〉 クッション使用 椅子使用 しかばねのポーズ
J あおむけの合せきのポーズ (3分36秒) ▶P103 〈おすすめポーズ〉 クッション使用 椅子使用 しかばねのポーズ

A 骨盤呼吸
骨盤域の血流改善ウォームアップ
⇒くわしい解説はP24もCheck

1 吐く息で骨盤底筋・腹部を引き上げ
あおむけでひざを立て、子宮に手を当てて目を閉じる。鼻から自然な呼吸を繰り返し、吐く息で骨盤底筋・腹部をやさしく引き上げる。

2 吸う息で腰をやや反らせる
吸う息でおなかがふっくら、骨盤の内側がゆるみ、腰と床の間にすき間ができる。自然な呼吸で1〜2を繰り返す。

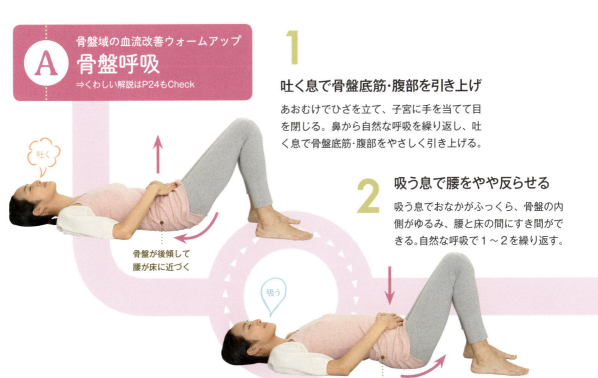

吐く / 骨盤が後傾して腰が床に近づく / 吸う / 吸う息で腰がやや反りぎみに

お悩み対策プログラム① ベビ待ちさん

B 全身を大きく伸ばすポーズ
気分をリフレッシュして前向きに

1 あおむけの姿勢から吸う息で手足を伸ばす

あおむけの姿勢から足首を曲げ、息を吸いながら両手と足先を伸ばす。呼吸から先に動きを始め、全身の気持ちいい伸びを感じて。

2 吐く息で手をおろし足首を曲げる

息を吐きながら、両手を体の横におろして足首を曲げる。呼吸に合わせて1〜2を繰り返し、最後は手を上に向け、両足を開いて脱力。

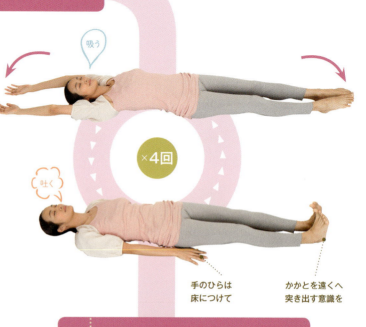

吸う
吐く
×4回
手のひらは床につけて
かかとを遠くへ突き出す意識を

C 橋のポーズのフロー
連続ポーズで子宮の血流を改善

1 あおむけで腰を床に密着させる

あおむけの姿勢で両足をそろえ、腰のS字カーブを押しつけるように床へ密着させる。

2 息を吸いながら足を90度に

息を吸いながら、腹筋に力を入れたまま両足を90度に持ち上げ、足の裏を天井へ向けて伸ばす。

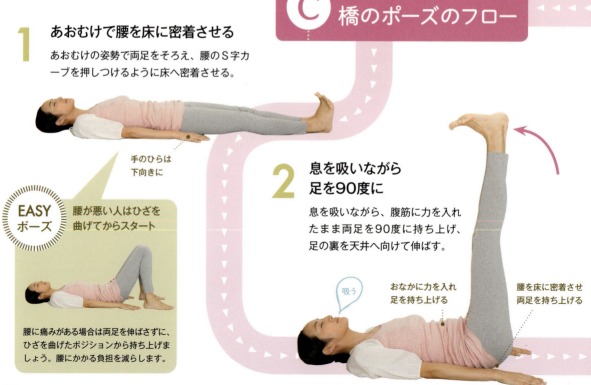

手のひらは下向きに

EASYポーズ 腰が悪い人はひざを曲げてからスタート

腰に痛みがある場合は両足を伸ばさずに、ひざを曲げたポジションから持ち上げましょう。腰にかかる負担を減らします。

吸う
おなかに力を入れ足を持ち上げる
腰を床に密着させ両足を持ち上げる

A ▶ B ▶ C ▶ D ▶ E ▶ F ▶ G ▶ H ▶ I ▶ J

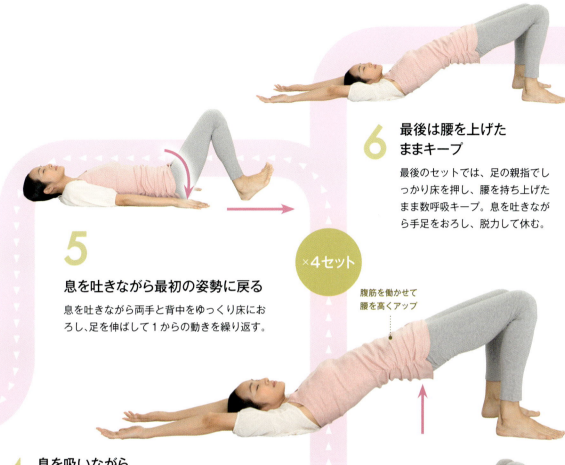

6 最後は腰を上げたままキープ

最後のセットでは、足の親指でしっかり床を押し、腰を持ち上げたまま数呼吸キープ。息を吐きながら手足をおろし、脱力して休む。

×4セット

腹筋を働かせて腰を高くアップ

5 息を吐きながら最初の姿勢に戻る

息を吐きながら両手と背中をゆっくり床におろし、足を伸ばして1からの動きを繰り返す。

4 息を吸いながら両手と腰を上げる

息を吸いながら、両手を頭の上に伸ばして足を床につけ、腰を気持ちよく感じられるまで、無理のない範囲で大きく持ち上げる。

吸う

3 吐く息でひざを抱きかかえる

息を吐きながら、ひざを曲げて両手でギュッと抱きかかえ、胸のほうへと近づける。

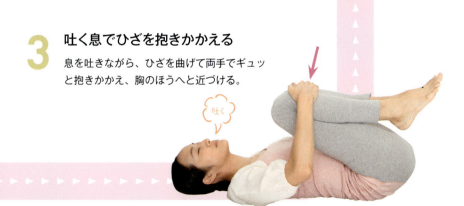

吐く

お悩み対策プログラム① ベビ待ちさん

おすすめポーズ D　呼吸に合わせた動きで骨盤調整
ひし形のポーズ

1 吸ってひざを開き吐いて閉じる

あおむけの姿勢から、足裏を合わせてひざを開く。吐く息で足の内側を合わせ、骨盤底とおなかを引き上げて腰を床につけ、吸う息で、おなかをゆるめてひざを外側にふわっと開く。呼吸に合わせて、ひざの開閉を繰り返して。

2 吐いて腰を上げ吸っておろす

足裏を合わせて開いた姿勢から、息を吐きながらお尻・腰・背中をゆっくりと持ち上げる。手でしっかり床を押し、首に負担がかからないように注意。息を吸いながらゆっくり腰をおろしていき、この動きを繰り返す。

3 腰を持ち上げたままキープ

最後のセットは、腰を持ち上げたまま、できるだけ深く1〜2呼吸キープ。

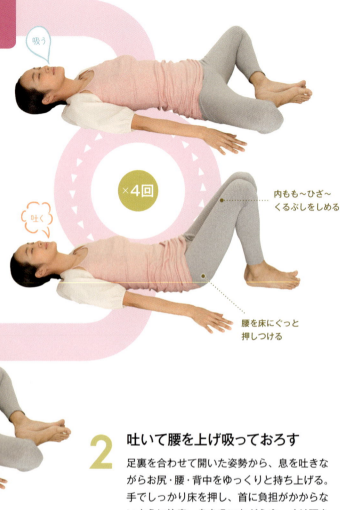

×4回
内もも〜ひざ〜くるぶしをしめる
腰を床にぐっと押しつける
あごを軽く引く
手のひらの力もしっかり使って
足の小指側に力を入れて床を押す
×3回目にキープ

A ▶ B ▶ C ▶ D ▶ E ▶ F ▶ G ▶ H ▶ I ▶ J

3
吐く息で足を引き寄せ 吸う息でゆるめる

両足がフレックス（足首をしっかり曲げた状態）なことを確認し、息を吐きながら、手で右足を右肩のほうに引き寄せ、吸いながらゆるめる、を繰り返す。

反対側
右足を曲げて同様に

EASYポーズ

体がかたい人は手ぬぐいを使えばOK
両手がすねに届かない人は、手ぬぐいをすねに引っかけて両足の間に通し、その両端を引っぱりながら行いましょう。

左ひざは向こうへ送り出すように

右足は肩のほうへ引き寄せる意識で

お尻の外側の心地いい伸びを感じて

吐く

1
ひざを曲げて あおむけに

あおむけの姿勢になり、ひざを立てて横になる。

2
左足のくるぶしを右足にかける

左足を曲げ、くるぶしを右太ももの上に引っかける。次に、左手を両足の間に通し、右手は外側から、右足のすねを持って両手を組む。

4
両ひざをハグしてから休む

ポーズをほどいたら、最後は両ひざを胸に近づけてギュッと抱き寄せ、両手足を伸ばして休む。

吐く

E 下半身のこわばりをゆるめる
針穴のポーズ

お悩み対策プログラム① ベビ待ちさん

F 血流を促して深くリラックス
お尻を持ち上げるポーズ

1 あおむけの姿勢でひざを曲げる
あおむけの姿勢から両足を曲げ、腰幅に開いて足先は平行にそろえる。

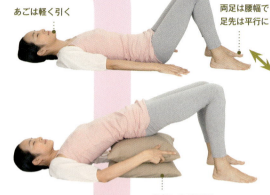
あごは軽く引く
両足は腰幅で足先は平行に

2 腰の下にクッションを重ねて置く
お尻を持ち上げて腰の下にクッションを2つ重ねて置き、骨盤と床が平行になるように、安定したポジションを見つけて調整する。

骨盤と床が平行になるように調整

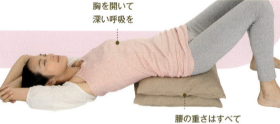
胸を開いて深い呼吸を
腰の重さはすべてクッションへ

反対側 両手を組みかえてキープ

3 両手を頭の上で組み深くゆっくり呼吸
両手をバンザイに伸ばし、両ひじをそれぞれ反対の手で持って、体の力を完全に抜く。吸う息を全身に広げ、吐く息で骨盤底とおなかをやさしく引き上げるように意識して。

4 両ひざをハグしてから休む
両手と背中を床におろし、一度、両ひざをギュッと抱きかかえたら足をおろして休む。

おすすめポーズ

G 骨盤域の血流を強力に促進する
花輪のポーズからの前屈

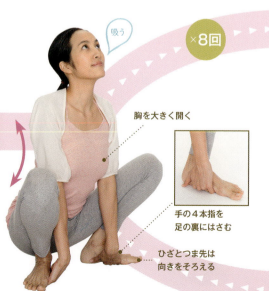
吸う
×8回
胸を大きく開く
手の4本指を足の裏にはさむ
ひざとつま先は向きをそろえる

1 座った姿勢で背中を反らす
ひざとつま先の向きをそろえて足を曲げ、親指以外の手指を足の土踏まずの下に差し込んで座る。息を吸いながら、おでこを見るように目線を上に向け、胸を開いて背中を反らす。

A ▶ B ▶ C ▶ D ▶ E ▶ F ▶ G ▶ H ▶ I ▶ J

1 足をまっすぐ伸ばして座る

最初は、足をまっすぐ正面に伸ばして座った姿勢からスタート。

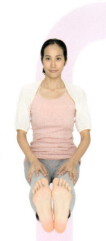

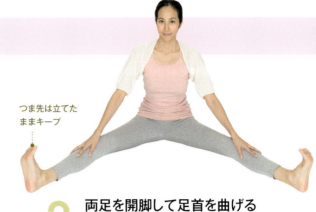

つま先は立てたままキープ

2 両足を開脚して足首を曲げる

両足を無理のない範囲で均等に広げて座り、足首を曲げてつま先を立てる。

おすすめポーズ

H ダイナミックな動きで気分爽快
うすひきのポーズ

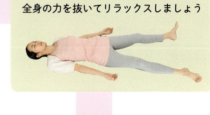

しかばねのポーズ ▶P23
全身の力を抜いてリラックスしましょう

2 息を吐きながらお尻を持ち上げる

息を吐きながらお尻を持ち上げ、おなかをのぞき込むように頭をおろす。呼吸に合わせて、1～2の動きをダイナミックに繰り返して。

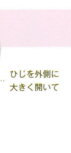

吐く

ひじを外側に大きく開いて

手の指を足裏でぐっと踏み込む

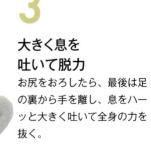

3 大きく息を吐いて脱力

お尻をおろしたら、最後は足の裏から手を離し、息をハーッと大きく吐いて全身の力を抜く。

お悩み対策プログラム① ベビ待ちさん

H うすひきのポーズの続き

3 両手を組んで前後に大きく回す

両手を組んで、息を吐きながら体の前へぐっと大きく伸びたら右足の前へ。吸いながら後ろを通り、体の前に大きな石うすがあるように、組んだ両手を大きく回していく。このとき、目線は組んだ両手のこぶしにキープして。

足首はしっかり曲げたままキープ

吸う
吐く

反対側 反対回しも同様に

吐く
吸う

無理のない範囲で腹筋に力を入れる

4 後ろ側は腹筋をほどよく使って

真ん中に戻ったら、今度は反対向きも大きく回していく。体を後ろに倒すときは、腹筋の力をほどよく使うのがポイント。最後は足をそろえて正面に伸ばし、ひと呼吸して休む。

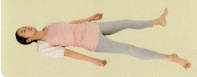

しかばねのポーズ ▶P23
全身の力を抜いてリラックスしましょう

1 椅子にクッションをのせて開脚

椅子にクッションをのせて体の前に置き、別のクッションをお尻に敷いたら、足を左右に広げて座る。

おすすめポーズ

I 不妊のストレス反応をやわらげる
椅子を使った開脚前屈のポーズ

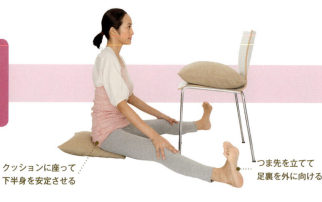

クッションに座って下半身を安定させる

つま先を立てて足裏を外に向ける

| A | B | C | D | E | F | G | H | I | J |

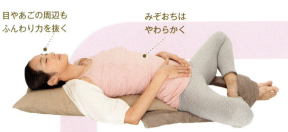

- 目やあごの周辺もふんわり力を抜く
- みぞおちはやわらかく

しかばねのポーズ ▶P23
プログラムの最後は力を抜いてリラックス

3 イメージを深める瞑想で深くゆっくり自然呼吸

子宮にやさしく手を当て、赤ちゃんがやってくるイメージを内側から広げて深くリラックス。吐くたびに全身の力を抜き、おだやかな海のような、ゆったりした呼吸の流れを感じて。

1 合わせた足にタオルを巻きつける

クッションを並べ、ひざを開いて足裏を合わせる「合せき」の姿勢で座り、棒状に丸めたバスタオルをきつく巻きつける。

- 足裏を合わせて座り足首の上にタオルをかけて巻きつける

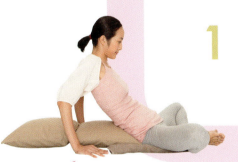

2 手を後ろに歩かせて背中をつける

手を後ろに歩かせ、安定したポジションに調整して背骨をクッションの真ん中に休ませる。

- タオルの両端を太ももではさむ

おすすめポーズ

J あおむけの合せきのポーズ
神経をしずめて子宮の機能を向上

2 手を前に歩かせておでこを椅子に

両手を少しずつ歩かせておでこをクッションの上に休ませ、両手で椅子の背もたれを持つ。

3 頭の重さをあずけて深く呼吸

頭の重さをクッションにあずけ、内ももの筋肉を伸ばしたまま呼吸に意識を向けて休む。最後は体をゆっくり起こして大きくひと呼吸。

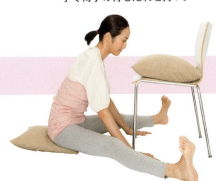
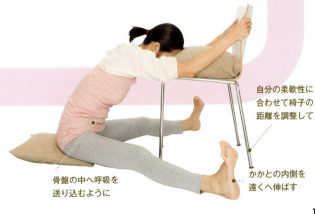

- 自分の柔軟性に合わせて椅子の距離を調整して
- 骨盤の中へ呼吸を送り込むように
- かかとの内側を遠くへ伸ばす

103

女性のライフサイクル別
お悩み対策プログラム②

PMS・生理不順

ムーンサイクルのさまざまな不調には、活動と休息とのギアをうまく切り替えることが大切。ふだんから体の声に耳をすませて、マインドフルなヨガを自分のペースで続けながら、自分をいつくしむ気持ちを育てましょう。

月経前の不調やイライラなどのPMS、また月経の長さや周期が乱れる月経不順の原因は人によってさまざま。アーユルヴェーダではこの場合、ライフスタイルにあるマイナス要因をとり除くことを重視します。たとえば食生活の乱れはもちろん、体によくても消化しにくければ逆にアーマ（毒素）をためることがあるなど、ゆっくりかむ習慣をすすめるのはその一例です。

イライラや緊張、落ち込みなどの精神的な症状を感じる人も多く、こうした場合はマインドの過剰な働きをしずめ、副交感神経を優位に働かせるプログラムが効果的です。股関節をほぐすポーズでは、高ぶる神経の熱を鎮静化。クッションでサポートするポーズは、リラクゼーション反応を促進して安心感を与えてくれます。

さらに、座りっぱなしの時間が多くて日中の活動量が少なすぎても、反対に活動過多によるエネルギー不足にも注意が必要です。軽め〜中程度の運動を日々、積み重ねるように心がけましょう。

【 PMS・生理不順で
お悩みの方へのアドバイス 】

体を
しめつけない
&冷やさない

消化しにくい
玄米を分づき米
にかえる

がんばる／
休むのメリハリを
つける

感情を抑圧
しすぎない

| プログラムの
やり方 | A～Gのポーズと、リラックスポーズを以下の順番で行うのが基本です。時間がない人は おすすめポーズ を優先し、それ以外のポーズは好みで追加してください。 |

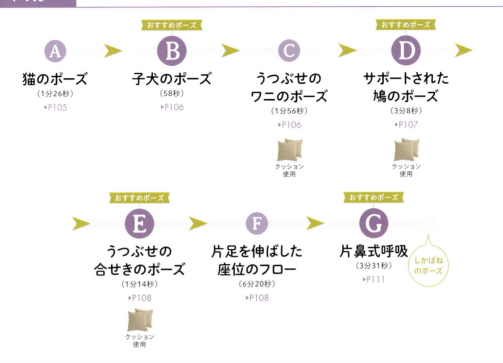

A 猫のポーズ（1分26秒）▶P105

B 子犬のポーズ（58秒）▶P106 — おすすめポーズ

C うつぶせのワニのポーズ（1分56秒）▶P106 — クッション使用

D サポートされた鳩のポーズ（3分8秒）▶P107 — おすすめポーズ・クッション使用

E うつぶせの合せきのポーズ（1分14秒）▶P108 — おすすめポーズ・クッション使用

F 片足を伸ばした座位のフロー（6分20秒）▶P108

G 片鼻式呼吸（3分31秒）▶P111 — おすすめポーズ

しかばねのポーズ

A 猫のポーズ
脊椎と骨盤の間をしなやかに調整

1 両手の指を広げて四つんばいになる
両足は腰幅、両手は肩幅にとって指を大きく「パー」に広げ、床をしっかりとらえる。

2 息を吐きながらしっぽを丸める
息を吐きながら、しっぽを丸めた猫のように尾てい骨（またはお尻の穴）を床に向け、骨盤から背中を丸めておへそをのぞき込む。

3 息を吸ってしっぽを立てる
息を吸いながら、しっぽを立てた猫のように尾てい骨から背骨を立ち上げ、顔を上に向けていく。頭の力は抜き、呼吸に合わせて2と3の動きを繰り返し、四つんばいに戻る。

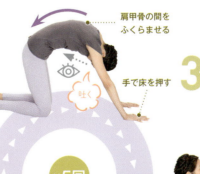

肩甲骨の間をふくらませる／手で床を押す／吐く／×5回／吸う／肩を後ろへ引き胸を開いていく

お悩み対策プログラム②　PMS・生理不順

おすすめポーズ B 背骨を伸ばして自律神経を整える
子犬のポーズ

1 四つんばいから手を前に歩かせる

四つんばいの姿勢で両足は腰幅にとり、両手を少しずつ前に歩かせて、上半身ですべり台のような形をつくる。ひざ〜腰は同じ位置をキープ。

2 腕を伸ばして背骨を気持ちよくストレッチ

おでこを床につけ、手でマットを送り出すように背骨を伸ばす。余裕があれば、上腕はやや外旋・前腕はやや内旋するように意識して。

尾てい骨を床に向けななめ後ろに引く

背骨で内臓をぶら下げる意識

指の腹それぞれで床を遠くへ押す

C PMSによる腰の重だるさに
うつぶせのワニのポーズ

1 クッションを置いてうつぶせに

おなかの下にクッションを置いて四つんばいになり、両手を前に歩かせて、ひざも少し後ろにずらしてうつぶせになる。

2 ひざと上半身を曲げて近づける

骨盤〜おなかがクッションに当たっているのを確認したら、右ひざを深く曲げ、上半身もひざに近づける。

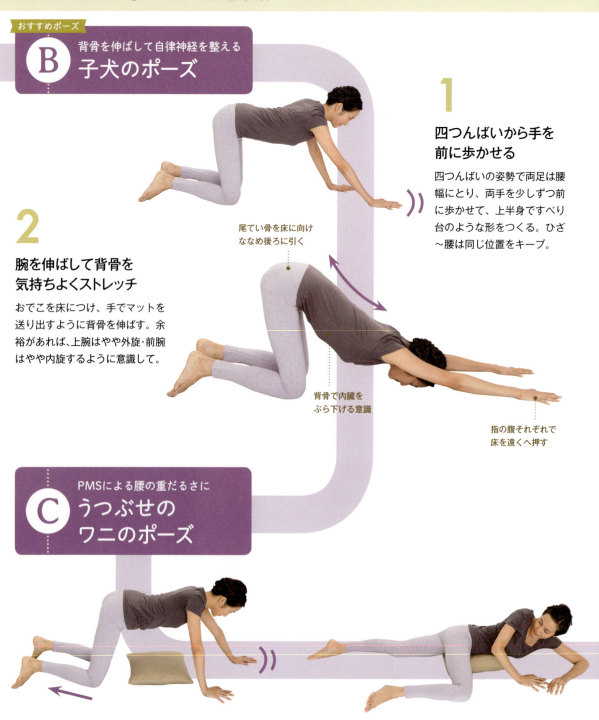

106

A ▶ **B** ▶ C ▶ D ▶ E ▶ F ▶ G

3 上半身をクッションに休ませる

上半身をクッションの上に休ませたら、呼吸に意識を向けてリラックス。戻るときはゆっくり顔を上げ、手で後ろに歩いて上半身を起こす。

反対側
反対の足も曲げて同様に

- 頭から足先までまっすぐ伸ばす
- 上半身の重さをすべてあずける
- 足の5本指の爪を床へ均等につける

吸う
吐く

2 クッションを並べて手を歩かせて前屈

曲げた足の上にクッションを2つ並べ、吸う息で骨盤から背骨を引き出すように大きく伸び上がり、吐きながら手を前に歩かせていく。

- クッションの端を下腹部に当てる

1 四つんばいから片足を前に

四つんばいから左足を曲げ、かかとが卵巣の右側（恥骨の上の右側）あたりにふれるように前へ出す。右足は後ろへまっすぐに伸ばして。

- かかとを反対側の卵巣に当てる

おすすめポーズ

卵巣機能を高めて深くリラックス

D サポートされた鳩のポーズ

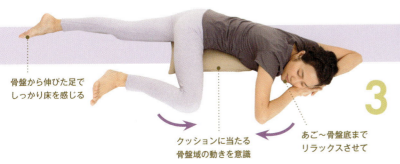

反対側
反対の手足も曲げて同様に

3 組んだ両手に頭を休ませてリラックス

左足はつけ根から伸ばし、両手を組んで頭をのせて休む。吸う息を全身に広げ、吐くたびに全身の力が気持ちよく抜けるのを感じて。

- 骨盤から伸びた足でしっかり床を感じる
- クッションに当たる骨盤域の動きを意識
- あご〜骨盤底までリラックスさせて

お悩み対策プログラム② 　PMS・生理不順

おすすめポーズ

E 呼吸を深めて心をスローダウン
うつぶせの合せきのポーズ

1 手を重ねたうつぶせの姿勢で両足を開く

おなか〜骨盤の下にクッションを置き、重ねた手に頭をのせてうつぶせの姿勢に。両足をマットの幅を目安に開いて。

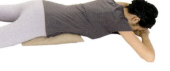

2 手をおなかに差し入れ子宮を包むように当てる

体を片側ずつ持ち上げながら手をおなかの下に差し込み、指で三角形をつくって子宮のあたりに当てる。

手で三角形をつくり子宮に沿って当てる

3 足裏を合わせて呼吸を繰り返す

ひざを曲げて足裏を合わせ、吸う息を子宮に広げるように、吐く息で全身をリラックス。ポーズを戻し、重ねた手に頭をのせて休む。

足はラクな角度に曲げればOK

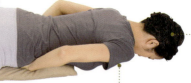

頭の力を完全に抜く

体重をやや前側に移動させて

F 心と体に調和をもたらす
片足を伸ばした座位のフロー

1 左足を横に伸ばして座る

両足を体の前で曲げたラクな姿勢で座り、左足を横に伸ばしてつま先を立てる。

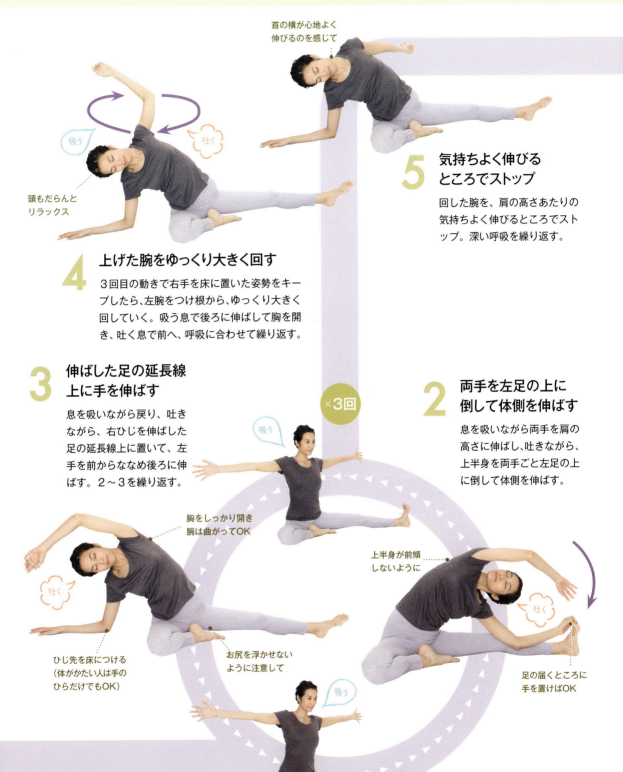

お悩み対策プログラム② PMS・生理不順

F 片足を伸ばした座位のフローの続き

6 両手を前に置いて伸び上がる

上半身を起こしたら両手を骨盤の前に置き、息を吸いながら、背骨の長さを引き出すようにいったん大きく伸び上がる。

吸う

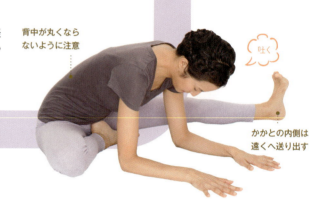

7 左足を気持ちよく伸ばして前屈

息を吐きながら両手を前に歩かせ、あごを軽く引き、目を閉じて数呼吸キープ。内ももやひざの裏に心地よいストレッチを感じて。

背中が丸くならないように注意

吐く

かかとの内側は遠くへ送り出す

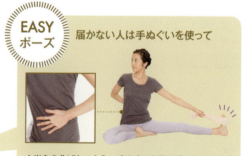

8 左手で足の親指を握り 吸う息で伸び上がる

息を吸いながら、両手を歩かせて上半身を起こし、左手の指で足の親指を握る。再び息を吸いながら右手をまっすぐ上げて、背骨の長さを引き出すようにいったん伸び上がる。

吸う

EASY ポーズ 届かない人は手ぬぐいを使って

上半身を曲げないよう、手ぬぐいを足に引っかけてサポート。後ろの手は、甲を背中に当てるだけでもOKです。

9 吐く息で手を背中にまわす

息を吐きながら、伸ばした手を背中に巻きつけて、太ももの上に手を置く。

背中からまわした手を太ももの上に

吐く

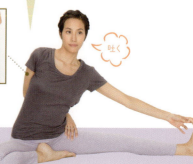

A ▶ B ▶ C ▶ D ▶ E ▶ F ▶ G

3 両手をおなかに重ねゆっくり自然呼吸

最後は両手をおなかの上で重ね、両側の鼻から、骨盤に流れ込む息を感じながら自然に呼吸を繰り返す。

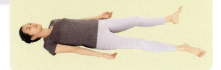

しかばねのポーズ ▶P23
プログラムの最後は力を抜いてリラックス

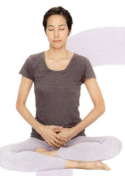

2 くすり指で左の鼻をおさえ右で呼吸

くすり指で左の鼻をおさえ、右の鼻で呼吸。吸う息が右半身を洗い流すイメージで、吐く息で骨盤底をやさしく引き上げるように意識。

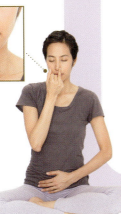

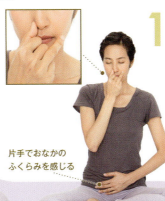

片手でおなかのふくらみを感じる

1 親指で右の鼻をおさえ左で呼吸

両足を曲げて安定したラクな姿勢（安楽座）で座る。ひとさし指と中指を折りたたみ、親指で右の鼻をおさえて左の鼻から吸う・吐くをゆっくり繰り返す。

おすすめポーズ

G 片鼻式呼吸
体と心を呼吸の流れで浄化する

10 息を吸って吐きながら上半身を後ろへねじる

息をいったん吸って、吐きながら、おなかと胸、のど、顔をななめ後ろへ向ける。軽く目を閉じて呼吸を繰り返し、吸う息を骨盤の内側に広げたら、吐く息でねじりをさらに深めて。

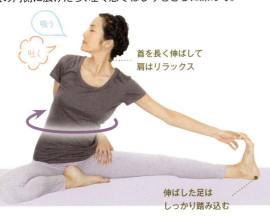

吸う
吐く
首を長く伸ばして肩はリラックス
伸ばした足はしっかり踏み込む

反対側
反対の足も1から同様に

11 子宮に手を当て深い呼吸で休む

ゆっくり体を戻し、足を前で組みラクな座り姿勢に戻る。子宮に両手を当て、深い呼吸でしばらくリラックス。

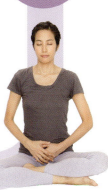

111

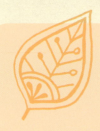

女性のライフサイクル別
お悩み対策プログラム③

更年期

第二次性徴が安定するまでの10代前半に次いで、閉経前後の数年間はホルモンのバランスが不安定になる時期。ヨガとともに自分のライフスタイルを見つめ直し、「第二の春」ともいえるこの時期を、楽しみながら過ごしていきたいものですね。

　閉経の前後、女性ホルモンの急激な低下によって起きる更年期障害。不安定な時期は2〜5年で落ち着き、安定を取り戻すとされています。そのゆらぎやすい期間を、体を動かし、ライフスタイルを見直すことで調整できるのをご存じでしょうか。
　女性ホルモンのエストロゲンは肝臓や副腎、脂肪細胞でかわりに分泌され、閉経で完全にゼロになるわけではありません。また、この時期のヨガは副腎でつくられるホルモンがエストロゲンの一種に変化するのを助けます。おすすめは、やさしいねじりや後屈などで肝臓や腎臓をおだやかに刺激したり、背骨や股関節をしなやかにほぐすポーズ。また、過度なストレスはこれらの働きをさまたげるため、深いリラクゼーションや呼吸法、瞑想法などをとり入れるのも効果的です。
　ほかにも、たくわえた智慧や経験を若い人に伝えたり、これからの自分をもう一度見つめ直したり。魂が喜ぶ生き方を大切にしていきたいですね。

【 更年期症状で
お悩みの方へのアドバイス 】

定期的な運動を
心がける

新しいことに
チャレンジする

やせすぎない
ことを
心がける

ありのままの
自分を
受け入れる

友達や家族と
楽しく笑い合う

| プログラムのやり方 | A〜Jのポーズと、リラックスポーズを以下の順番で行うのが基本です。時間がない人は おすすめポーズ を優先し、それ以外のポーズは好みで追加してください。 |

 A わしのポーズで行う肩&首のリリース（3分20秒） ▶P113

おすすめポーズ
 B 橋のポーズのフロー（2分0秒） ▶P116

 C お尻を持ち上げるポーズ（2分10秒） ▶P117
クッション使用

 D ひし形のポーズ（2分6秒） ▶P118

 E ゆりかごのポーズ（31秒） ▶P119
しかばねのポーズ

 F 勾玉のポーズ（1分40秒） ▶P120
クッション使用

おすすめポーズ
 G 頭をひざにつけるポーズ（3分27秒） ▶P120
 クッション使用

おすすめポーズ
 H 椅子を使った肩立ちのポーズ（1分27秒） ▶P122
椅子使用

おすすめポーズ
 I 椅子に足をかけるポーズ（1分33秒） ▶P124
 椅子使用

おすすめポーズ
 J シータリー呼吸（3分34秒） ▶P124
しかばねのポーズ

肩まわりをほぐして気分を爽快に

A わしのポーズで行う肩&首のリリース

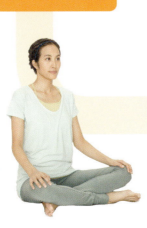

手を広げて胸を大きく開く

1 安定したラクな姿勢で座る

安定したラクな座り姿勢からスタート（写真は両足を曲げてすねの下に置く安楽座）。

2 両手をいったん大きく「Y」の字に広げる

両手をアルファベットの「Y」の字に広げ、いったん胸を大きく広げる。

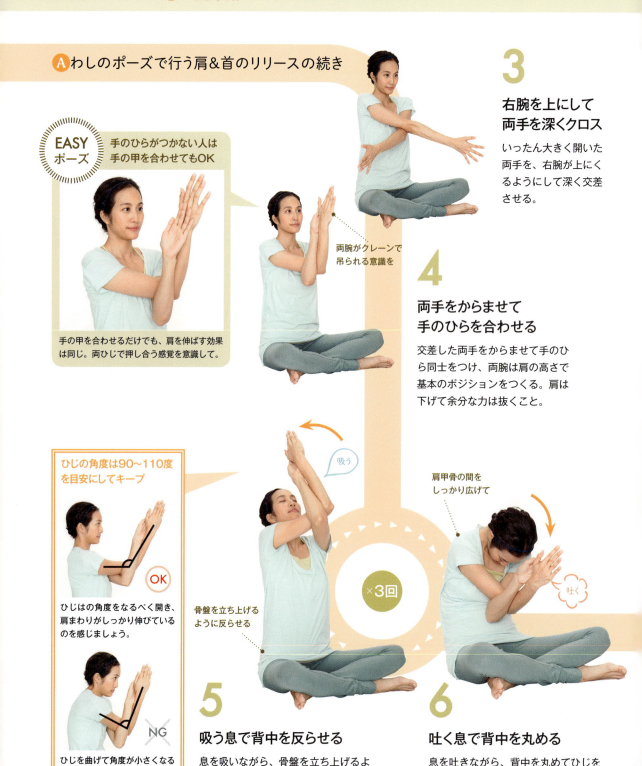

A ▶ B ▶ C ▶ D ▶ E ▶ F ▶ G ▶ H ▶ I ▶ J

反対側
手を入れかえ
1から同様に

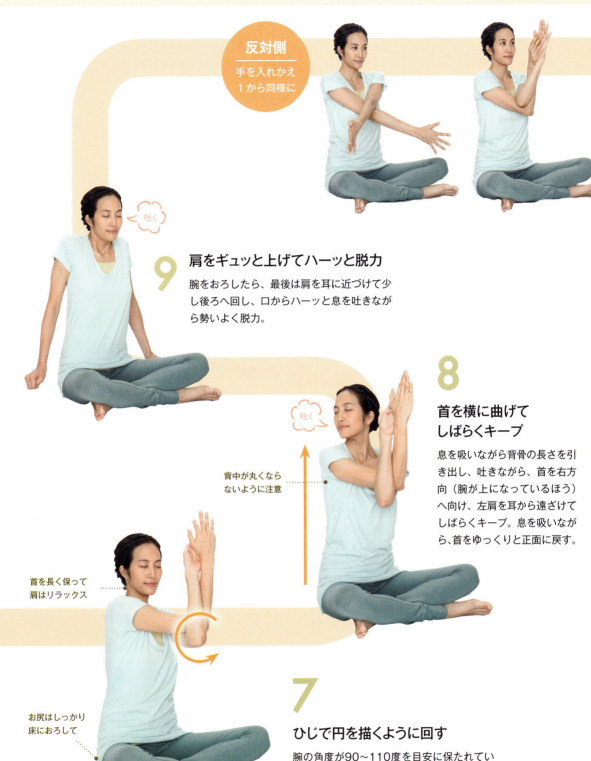

9 肩をギュッと上げてハーッと脱力

腕をおろしたら、最後は肩を耳に近づけて少し後ろへ回し、口からハーッと息を吐きながら勢いよく脱力。

8 首を横に曲げてしばらくキープ

息を吸いながら背骨の長さを引き出し、吐きながら、首を右方向（腕が上になっているほう）へ向け、左肩を耳から遠ざけてしばらくキープ。息を吸いながら、首をゆっくりと正面に戻す。

背中が丸くならないように注意

首を長く保って肩はリラックス

お尻はしっかり床におろして

7 ひじで円を描くように回す

腕の角度が90～110度を目安に保たれているのを確認したら、ひじで円を描くように、気持ちいい方向へゆっくりと動かしていく。

お悩み対策プログラム③　更年期

おすすめポーズ B　腰を軽くしてリンパの流れを改善
橋のポーズのフロー

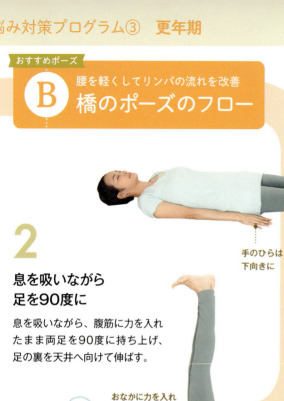

1 あおむけで腰を床に密着させる
あおむけの姿勢で両足をそろえ、腰のS字カーブを押しつけるように床へ密着させる。

手のひらは下向きに

EASYポーズ　腰が悪い人はひざを曲げてからスタート
腰に痛みがある場合は両足を伸ばさずに、ひざを曲げたポジションから持ち上げましょう。腰にかかる負担を減らします。

2 息を吸いながら足を90度に
息を吸いながら、腹筋に力を入れたまま両足を90度に持ち上げ、足の裏を天井へ向けて伸ばす。

吸う　おなかに力を入れ足を持ち上げる
腰を床に密着させる

3 吐く息でひざを抱きかかえる
息を吐きながら、ひざを曲げて両手でギュッと抱きかかえ、胸のほうへと近づける。

吐く

4 息を吸いながら両手と腰を上げる
息を吸いながら、両手を頭の上に伸ばして足を床につけ、腰を気持ちよく感じられるまで、無理のない範囲で大きく持ち上げる。

吸う　腹筋を働かせて腰を高くアップ

3 両手を頭の上で組みゆっくり呼吸

両手をバンザイに伸ばし、両ひじをそれぞれ持って、体の力を完全に抜く。胸を開いて呼吸を全身に広げ、吐く息で骨盤底とおなかをやさしく引き上げるように意識して。

あごは軽く引く

腰の重さはすべてクッションへ

反対側
両手を組みかえキープ

4 両ひざをハグしてから休む

両手と背中を床におろし、一度、両ひざをギュッと抱きかかえたら足をおろして休む。

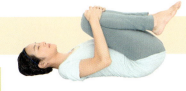

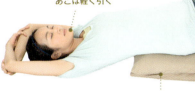

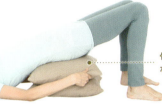
骨盤と床が平行になるように調整

2 腰の下にクッションを重ねて置く

お尻を持ち上げて腰の下にクッションを2つ重ねて置き、骨盤と床が平行になるように、安定したポジションを見つけて調整する。

1 あおむけの姿勢でひざを曲げる

あおむけの姿勢から両足を曲げ、腰幅に開いて足先は平行にそろえる。

血流を促して深くリラックス
C お尻を持ち上げるポーズ

内ももの筋肉をしっかり働かせる

ひざが開かないように注意

×4回目にキープ

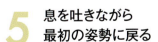

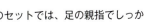

5 息を吐きながら最初の姿勢に戻る

息を吐きながら両手と背中をゆっくり床におろし、足を伸ばして1からの動きを繰り返す。

6 最後は腰を上げたままキープ

最後のセットでは、足の親指でしっかり床を押し、腰を持ち上げたまま数呼吸キープ。息を吐きながら手足をおろし、脱力して休む。

117

お悩み対策プログラム③　更年期

D　ひし形のポーズ
呼吸に合わせた動きで骨盤調整

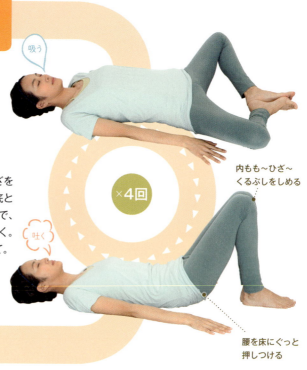

1　吸ってひざを開き吐いて閉じる

あおむけの姿勢から、足裏を合わせてひざを開く。吐く息で足の内側を合わせ、骨盤底とおなかを引き上げて腰を床につけ、吸う息で、おなかをゆるめてひざを外側にふわっと開く。呼吸に合わせて、ひざの開閉を繰り返して。

×4回

内もも〜ひざ〜くるぶしをしめる

腰を床にぐっと押しつける

2　吐いて腰を上げ吸っておろす

足裏を合わせて開いた姿勢から、息を吐きながらお尻・腰・背中をゆっくりと持ち上げる。手でしっかり床を押し、首に負担がかからないように注意。息を吸いながらゆっくり腰をおろしていき、この動きを繰り返す。

あごを軽く引く

手のひらの力もしっかり使って

3　腰を持ち上げたままキープ

最後のセットは、腰を持ち上げたまま、できるだけ深く1〜2呼吸キープ。

×3回目にキープ

足の小指側で床を押す

A ▶ B ▶ C ▶ D ▶ E ▶ F ▶ G ▶ H ▶ I ▶ J

3
最後はひざを抱き寄せて休む

動きを止めたら、最後はあおむけの姿勢で、ひざを胸のさらに近くへギューッと抱き寄せて休む。

しかばねのポーズ ▶P23
全身の力を抜いてしばらく休みます

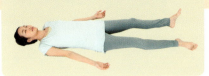

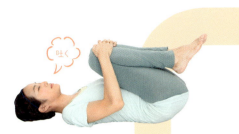

足先を勢いよく頭の向こうへ

2
背中を丸めて前後へマッサージするように

ひざを抱きかかえたまま、背中をマッサージするように前後へ転がる。呼吸に合わせて、動きでおなかをあたためるイメージで。

背中は伸ばさないように注意して

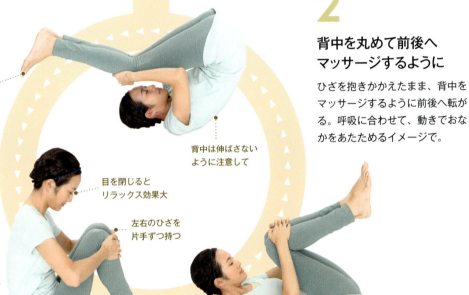

目を閉じるとリラックス効果大

左右のひざを片手ずつ持つ

1
ひざを胸に抱きかかえて座る

両足を曲げて座り、ひざを胸の近くに抱きかかえる。目は閉じて行うのがおすすめ。

E リズミカルな動きで気分も明るく
ゆりかごのポーズ

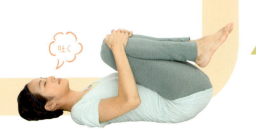

4
両ひざを胸に抱き寄せ両手足を伸ばして休む

ポーズをほどいたら、最後は両ひざを胸に近づけてギュッと抱き寄せ、両手足を伸ばして休む。

119

お悩み対策プログラム③　更年期

F 勾玉のポーズ
心地いいねじりで呼吸を深く

1 ひざにクッションをはさむ
あおむけの姿勢から足を曲げて、両ひざの間にクッションをはさむ。

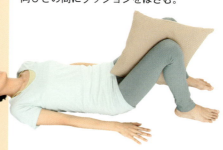

吐く息とともにひざをしめる

2 両手を組んでひざを倒しひじを曲げて近づける
両手を頭の後ろで組み、お尻を少し右にずらしてひざを左に倒したら、左のひじも同じ方向へ近づける。吸う息を深く、吐きながらひざでクッションをしめ、骨盤底を引き上げて。

右側の上半身をしっかり伸ばす

反対側
逆向きに倒し深く呼吸

呼吸を深く肋骨に広げて

3 ひざをハグして左右にゆらし足を伸ばす
息を吸って足を戻し、ひざを胸に抱き寄せて左右にゆらゆらゆらし、足を伸ばして休む。

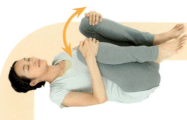

おすすめポーズ

G 頭をひざにつけるポーズ
神経の鎮静化・免疫力アップに

1 右足を曲げてかかとを引き寄せる
両足を伸ばして座った姿勢から、右足を曲げて外に開き、かかとを体に引き寄せる。

伸ばした足先は天井に向けて

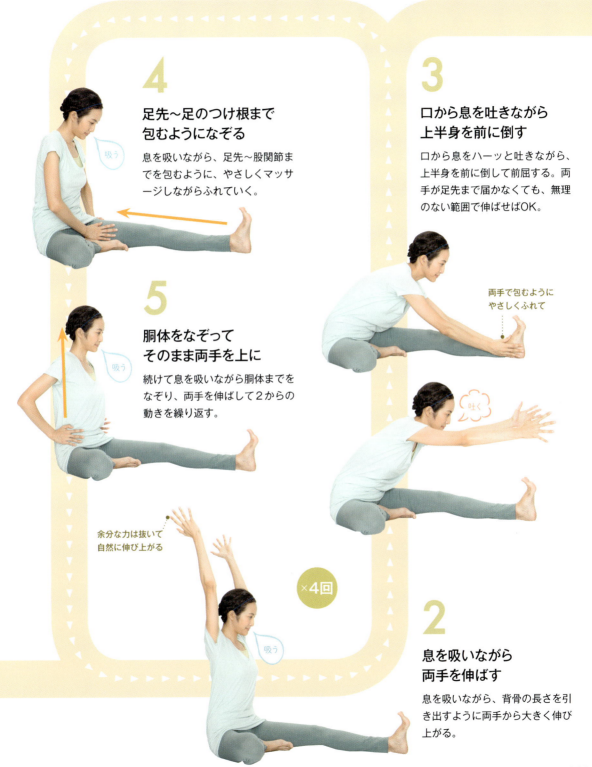

お悩み対策プログラム③　更年期

G 頭をひざにつけるポーズの続き

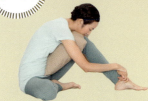

EASY ポーズ　曲げた足の太ももに上半身を休ませても◎

おでこがクッションにつかない人は、伸ばした足を曲げて休みましょう。手はすねに置くか、太ももの下で組んでもOK。

6 クッションを並べて上半身を休ませる

姿勢を起こしたら、クッションをおなかに当てて伸ばした足の上へ並べる。上半身を倒しておでこをクッションに置き、自然で深い呼吸を感じながらリラックスして休む。

クッションでおなかを支える

7 両足を軽くバタバタ動かす

上半身を起こしたら両足を伸ばし、軽くバタバタ動かしてゆるめたら、反対側も行う。

無理のない範囲で手を自然に添える

顔の表情筋までリラックスして

反対側　反対の足も1から同様に

おすすめポーズ　静かでおだやかな心の状態に導く

H 椅子を使った肩立ちのポーズ

1 椅子のきわにお尻をつけて座る

壁に椅子の背をつけて置き、椅子の手前ギリギリにお尻がくるようにひざを曲げて座る。

2 床に手をつき両足をアップ

床に両手をついて、お尻の位置はキープしたまま、足を横から持ち上げてふくらはぎを椅子にのせたら、上半身を床に休ませる。

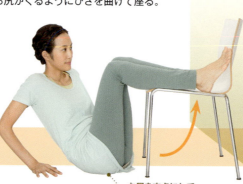

お尻を支点にして足を持ち上げる

5 腰をおろして しばらく休む

ひじを外側に開き、腰をゆっくりおろして戻る。ふくらはぎを椅子にのせ、お尻を少しずらして手は上向きで休む。

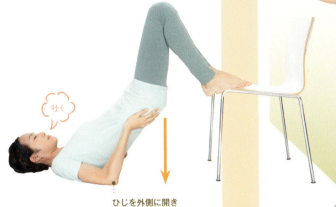

吐く

ひじを外側に開き
腰をおろしていく

4 ひじを近づけて腰を支え 足裏をのせてキープ

お尻を上げきったら両手で腰を支え、ひじ同士を近づけて土台を安定させる。続いて足裏全体を椅子の座面に置き、しばらくキープ。

足裏は少し遠くへ
ずらしてもOK

両手はバーに開き
ひじを近づける

腕の外側に
体重をかける

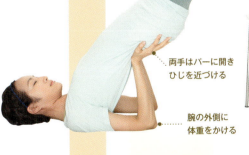

吸う

3 足の裏を椅子にかけて お尻をゆっくり持ち上げる

足の裏を椅子のふちにかけて、手を床についたままお尻を持ち上げていく。

手のひらは
下に向けて

123

お悩み対策プログラム③　更年期

おすすめポーズ I 　静かでおだやかな心の状態に導く
椅子に足をかけるポーズ

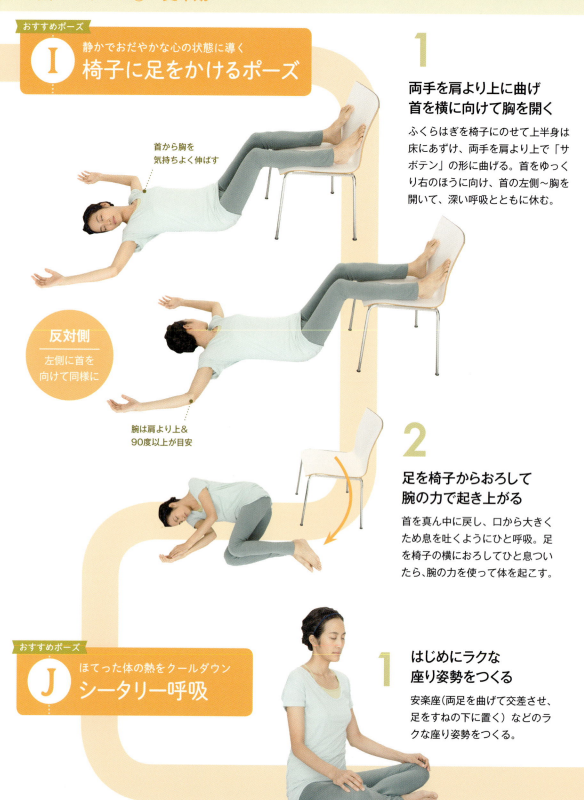

首から胸を気持ちよく伸ばす

反対側
左側に首を向けて同様に

腕は肩より上＆90度以上が目安

1 両手を肩より上に曲げ 首を横に向けて胸を開く

ふくらはぎを椅子にのせて上半身は床にあずけ、両手を肩より上で「サボテン」の形に曲げる。首をゆっくり右のほうに向け、首の左側～胸を開いて、深い呼吸とともに休む。

2 足を椅子からおろして 腕の力で起き上がる

首を真ん中に戻し、口から大きくため息を吐くようにひと呼吸。足を椅子の横におろしてひと息ついたら、腕の力を使って体を起こす。

おすすめポーズ J 　ほてった体の熱をクールダウン
シータリー呼吸

1 はじめにラクな 座り姿勢をつくる

安楽座（両足を曲げて交差させ、足をすねの下に置く）などのラクな座り姿勢をつくる。

A ▶ B ▶ C ▶ D ▶ E ▶ F ▶ G ▶ H ▶ I ▶ J

6 心と体に静かなくつろぎを与えるメディテーション

頭を戻して姿勢を整え、体の内側に透明な湖が広がるのをイメージ。静かなエネルギーに全身をひたし、あるがままの自分を見つめて静かに瞑想する。

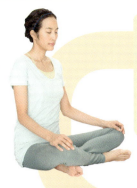

しかばねのポーズ ▶P23
プログラムの最後は力を抜いてリラックス

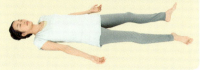

4 舌を口の中にしまいつばを飲み込む

顔を上に向けたら舌を口の中にしまい、つばをゴクンと飲み込む。

5 鼻から息を吐いて顔を下に向けていく

鼻から息を吐きながら、顔をゆっくり下に向けていく。吐く息と同時に、ネガティブな感情を手放すようにイメージ。再び舌を突き出し、2から同様に繰り返して。

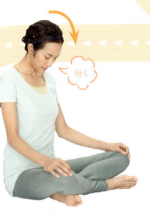

EASYポーズ
歯のすき間から息をすするように吸っても

舌をストローの形にできない人は、歯のすき間から息をすすり入れるようにしましょう。

3 舌で息を吸いながら顔を上へ向けていく

突き出した舌から息を吸いながら、同時に顔を上へ向けていく。冷たく清らかな空気が、舌を通って体のすみずみを満たすイメージで。

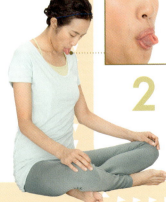

2 舌をストローの形に突き出して下を向く

舌をストローのような形に突き出し、あごを引いて下を向く。

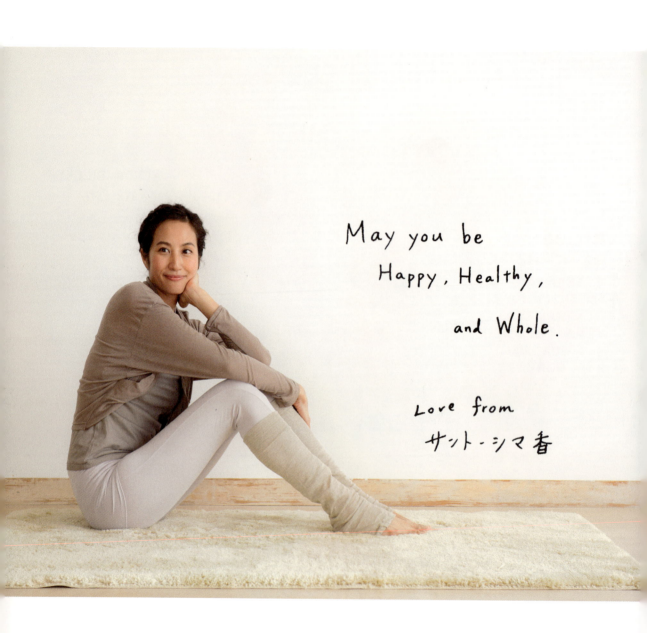

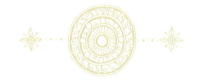

おわりのメッセージ

　この本を手にとっていただき、本当にありがとうございました。ムーンサイクルヨガは、自分の心と体に意識を向けて、気づきへの体験を深め、自分の中にある光と闇をやさしく抱きしめることを可能にしてくれます。「こうでなければ」という思い込みのベールがはがれると、本来、誰もが持っている、ダイナミックな癒しの力を受け取ることができるのです。

　ムーンサイクルヨガは、私自身が実際に月経のときや、妊娠・出産などを通した自己練習によって生まれました。命そのままの持つすばらしさにふれ、ヨガとアーユルヴェーダの恩恵を現代の生活に統合すること。そして、女性があるがままの心と体でくつろぎ、軽やかな幸せを生きることで、私たちは真に新しい時代へと入っていけるような気がしています。

　ムーンサイクルヨガを通して、小さな女の子だったころの愛に包まれた心地よい感覚を、今のあなた自身の中に再発見できますように。そのプロセスにこの本がお役に立てれば、これほど幸せなことはありません。

サントーシマ香

ヨガ講師／アーユルヴェーダ・セラピスト。モデルや女優として活動していた慶應義塾大学在学中にヨガと出会い、2002年渡米。2005年、サンフランシスコ・バークレー市のYoga Mandala Studioにて全米ヨガアライアンス認定インストラクター講座を修了、同スタジオにてインストラクターの活動を開始。その後インドに渡り、「ティラック・アーユルヴェーダ大学」にて医療従事者向けアーユルヴェーダ・コースをトップの成績で修了。2008年に拠点を日本に移し、都内でのレギュラークラスをベースに、各地でのワークショップ、テレビやラジオ、外国人ヨガ講師のコーディネートや通訳、翻訳など幅広い分野で活躍。著書にベストセラーとなった『カラダが変わる たのしい おうちヨガ・プログラム DVD付き』（高橋書店）など。
http://www.santosima.com

参考文献
『増補 月の魔力』A.L.リーバー 著、藤原正彦・藤原美子 訳　東京書籍
『月の癒し』ヨハンナ・パウンガー、トーマス・ポッペ 著、小川捷子 訳　飛鳥新社
『月の本』ドナ・ヘネス 著、真喜志順子 訳、鏡リュウジ 監修　河出書房新社
『月のリズムでダイエット』岡部賢二 著　サンマーク出版
『月のリズムで暮らす本』テレサ・ムーリー 著、岡本翔子 監訳　ソニー・マガジンズ
『インドの生命科学 アーユルヴェーダ』上馬場和夫、西川眞知子 著　農山漁村文化協会
『ペリネのエクササイズ』ベルナデット・ド・ガスケ博士 著、シャラン山内由紀 訳　メディカ出版
『The Women's Book of Yoga & Health』 Linda Sparrowe & Patricia Walden／Shambhala
『Women's Bodies, Women's Wisdom』 Christiane Northrup, M.D.／Bantam Books
『The Female pelvis - Anatomy & Exercises -』 Blandine Calais - Germain／Eastland Press
『Ayurvedic Medicine』 Sebastian Pole／Churchill Livingstone
『Ayurveda for Women』 Dr. Robert E. Sovoda／New Age Books
『Balance Your Hormones, Balance Your Life』 Claudia Welch／Da Capo Lifelong Books

Special Thanks to
Ana Davis, Emma Grant, Judy Krupp, Mark Whitwell,
Mark Harpen,Dr.Sonal Bhatt, and Dr. Ashwin Shastry

Staff

装丁・デザイン／原てるみ・星野愛弓
(mill design studio)
スチール撮影(人物)／鈴木江実子
DVD撮影／山内純子
ヘア＆メイク／高松由佳(Steam)
イラスト／TARA
校正／小島尚子
構成・文／オカモトノブコ
編集／深堀なおこ(主婦の友社)

衣装協力
Yin Yang
☎075-634-3383
http://yin-yang.jp

かぐれ 表参道店
☎03-5414-5737
http://www.kagure.jp/

DVDつき
サントーシマ香の
やさしい
ムーンサイクルヨガ

著 者　サントーシマ香
発行者　荻野善之
発行所　株式会社主婦の友社
　　　　〒101-8911
　　　　東京都千代田区神田駿河台2-9
　　　　電話03-5280-7537(編集)
　　　　電話03-5280-7551(販売)
印刷所　大日本印刷株式会社

©Kaori Santosima 2015 Printed in Japan
ISBN 978-4-07-411370-5

そ-081001

Ⓡ〈日本複製権センター委託出版物〉
本書を無断で複写複製(電子化を含む)することは、著作権法上の例外を除き、禁じられています。
本書をコピーされる場合は、事前に公益社団法人日本複製権センター(JRRC)の許諾を受けてください。また本書を代行業者等の第三者に依頼してスキャンやデジタル化することは、たとえ個人や家庭内での利用であっても一切認められておりません。
JRRC〈 http://www.jrrc.or.jp　eメール: jrrc_info@jrrc.or.jp　電話:03-3401-2382〉

■乱丁本、落丁本はおとりかえします。
　お買い求めの書店か、主婦の友社資材刊行課(☎03-5280-7590)にご連絡ください。
■DVDの動作に関するお問い合わせは、
　DVDサポートセンター☎0120-93-7068(土・日・祝日を除く10:00～17:00)まで。
■内容に関するお問い合わせは、主婦の友社(☎03-5280-7537)まで。
■主婦の友社発行の書籍・ムックのご注文は、
　お近くの書店か主婦の友社コールセンター(☎0120-916-892)まで。
＊お問い合わせ受付時間　土・日・祝日を除く　月～金　9:30～17:30
主婦の友社ホームページ http://www.shufunotomo.co.jp